日本人の呼吸術

Japanese Breathing Techniques

深く
鋭く
美しく

中村明一

BAB JAPAN

はじめに

私たちは良い姿勢、良い呼吸法を求めています。しかし、その方法が分からない、マスターできない、続けられない、朗読、歌などに応用できないという状況に陥っている方が多いのではないでしょうか。

その理由は、西洋から伝わった姿勢、呼吸法を無条件に取り入れてしまったということがあります。文化も状況も異なった西洋の姿勢、呼吸法を取り入れてしまったことです。そのため、世界的にも優れている日本の姿勢、呼吸法を忘れてしまったことです。

実際、「背筋を伸ばす」「腹式呼吸」「胸式呼吸」は、場合によっては大きな問題を引き起こし、歌、朗読を台無しにしてしまいます。簡単に言えば、「背筋を伸ばす」姿勢は最も不安定な姿勢です。「腹式呼吸」は呼吸量が少なく、時間がかかり、身体も動くので、歌、朗読などには向きません。「胸式呼吸」はラジオ体操などで使われていますが、最も効率が悪い呼吸法です。

ここで、それらの問題を解決できる一つの姿勢・呼吸法を提案します。

日本古来の呼吸法で、「密息」と言います。今まで、「腹式呼吸」の影になり、隠れた存在ではありました。しかし、江戸時代には、日本人全員が行っており、現在特別視される日本の文化もこの呼吸法が、作り、培ってきたのです。また、多くの優れた歌手、俳優たちも、この呼吸法を行なっています。スポーツ選手たちもこの姿勢・呼吸法を行なっています。

この呼吸法を行えば、姿勢の安定、一瞬の間の大量の呼吸量、身体の不動性、精神の安定、リラックスといったことが確保できます。

この本では、まず「密息」の姿勢、呼吸法の概要について述べます。次に、他では見られない、具体的な練習法、応用を紹介。最後に人間を人間たらしめている、呼吸のコントロール、随意呼吸について述べます。

皆さんにとって大きな問題となっていることを、この姿勢・呼吸法が解決して行くと思います。

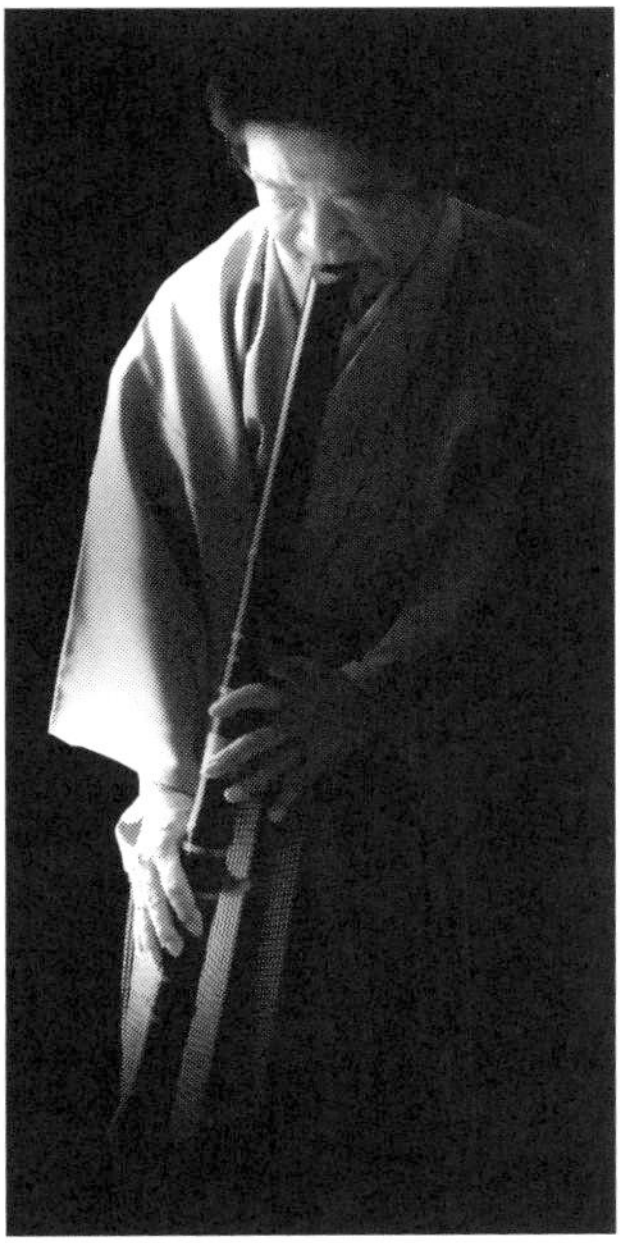

目次

プロローグ　〝深い呼吸〟の大誤解……11
1　〝腹式呼吸〟ではダメだった!?……12
2　継続的に深い呼吸ができる「密息《みっそく》」……14

第1章　知っていますか？日本人本来の姿勢……19
1　骨盤を倒すのが日本人!……20
2　日本人本来の「正しい姿勢」……28
3　〝日本人にふさわしくない姿勢〟がもたらすもの……31

4　骨盤を倒すと重心が一定する……33
5　さまざまな〝骨盤を倒す〟効果……36

第2章　呼吸で何が変わるか？～「密息」の発見……45

1　現在の呼吸は？……46
2　4つの呼吸術……49
3　危機的な状況にある現代の日本人の「呼吸」……55
4　間違いだらけの西洋流「腹式呼吸」……56
5　密息の利点、効果……58
6　脳の活性化と精神への影響……60
7　自律神経、セロトニン神経……60
8　免疫機能の向上、疲労回復、皮膚・肌の美化……63

9 密息で瞬時に吸気できるメカニズム……63
10 密息で身体の動きが止まる……65
11 さまざまな要素に敏感になる……66
12 〝横〟の線に敏感になる……67
13 「密息」は日本古来の呼吸法だった……72
14 日本人の着物文化と身体の秘密……76

第3章 尺八と呼吸開発〜循環呼吸法の体得……79

1 虚無僧尺八……80
2 日本人は音の高さより音色に敏感……83
3 永続音への希求……85
4 〝無拍子〟の世界……88

第4章 「密息」をマスターしよう……93

◉初級編……96
初級1 座り方……96
初級2 骨盤の倒し方……98
初級3 吐く……100
初級4 吸う……102
初級5 再び吐く……104
初級6 吸うと吐くを反復する……104

◉中級編……106
中級1 「密息」をマスターするためのイメージ術……106
中級2 鼻から吸う音を消すイメージ……107

中級3　腹の内部の力を抜き深く吸うイメージ……110
中級4　深く吸うためのテクニック……113
中級5　底まで吐くためのテクニック……115
中級6　深く吐く、腹をへこませない3つの方法……118
中級7　深く吐いた後に、力を抜いて吸う方法1「2つのスイッチ」……119
中級8　深く吐いた後に、力を抜いて吸う方法2「楕円の呼吸」……122
◉上級編……126
上級1　骨盤の角度による利点を考える……126
上級2　実践：「密息」をそれぞれの角度で行ってみる……128
上級3　声を出す……134

第5章 密息を応用する……153
1 座る……154
2 腰かける……156
3 しゃがむ……158
4 構える……160
5 歩く……162
6 走る……165
7 登る……166
8 引く……167
9 担ぐ……168

終章 呼吸をコントロールする事
〜人間だけが獲得した〝呼吸術〟……171
1 自分を〝落ち着かせる〟ことができる能力……172
2 密息で到達した境地……175
3 呼吸はまだまだわかっていない!?……176
著者情報……178

プロローグ

〝深い呼吸〟の大誤解

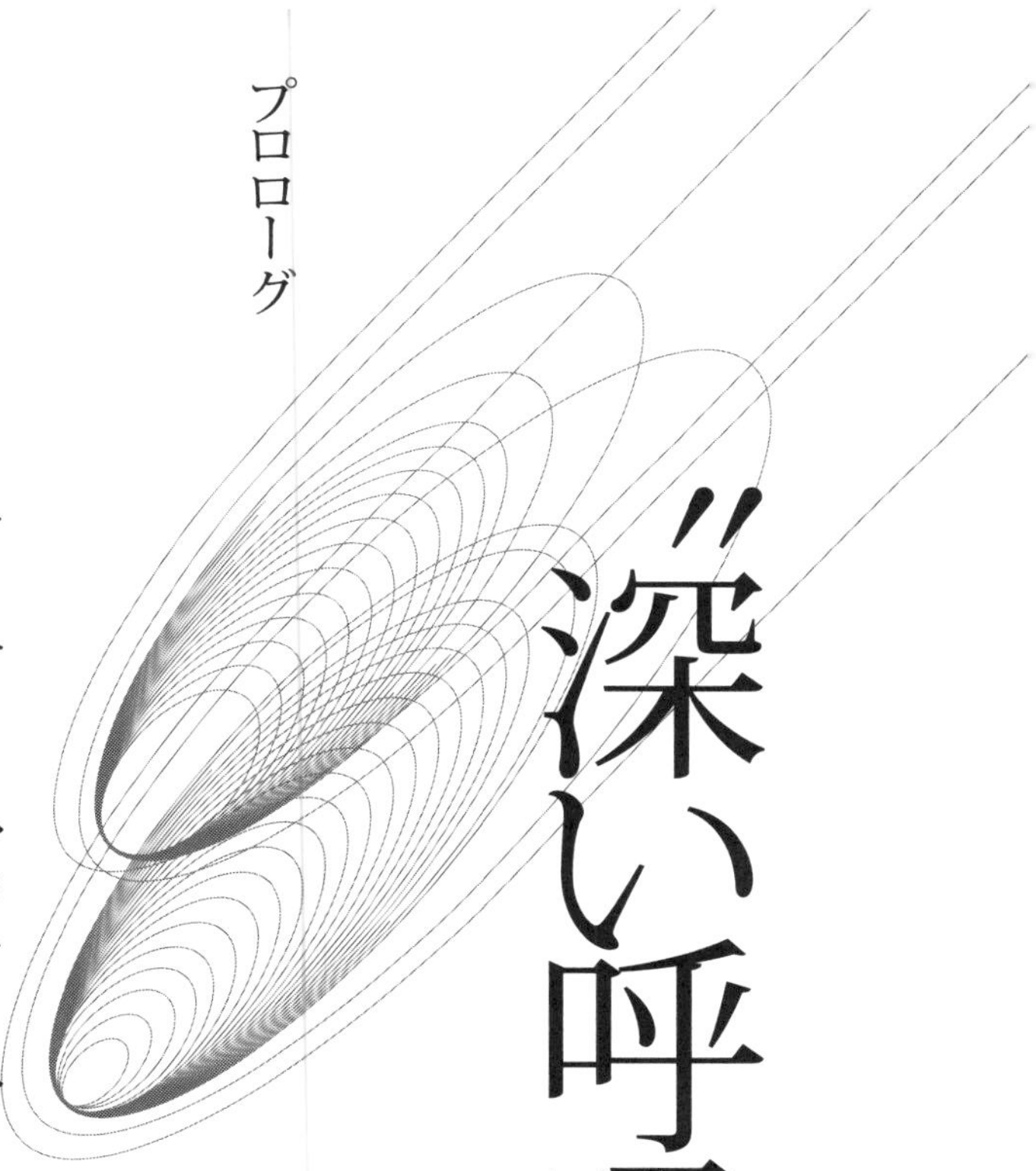

1 〝腹式呼吸〟ではダメだった!?

多くの人は、〝深く〟呼吸をしたいと思っています。この本を手にとって下さった方も同じ気持ちを持っているのではないでしょうか。

スポーツをするにも、浅い呼吸ではすぐに苦しくなってしまいます。

歌や演劇など、大きく通る声で長く歌い、語るには、浅い呼吸ではダメです。

浅い呼吸では、精神も安定しませんし集中力も発揮できません。

そしてもちろん、深い呼吸は健康の大前提でもあります。

さて、深い呼吸として、多くの方が思い浮かべるのは、いわゆる腹式呼吸ではないでしょうか。

吸う時にお腹を膨らませ、吐く時にお腹をへこませる、良く知られた呼吸法です。

確かに、お腹を膨らませたり、へこませたりして横隔膜の動きを促してやると、大きく吸って、大きく吐く事ができている気持ちになります。

しかし、ここに大きな問題が三つあります。

一つは姿勢。腹式呼吸は、西洋的な、いわゆる良い姿勢をして行うこととなります。

子供の頃、「姿勢を良くしなさい」と言われて、背筋を反らせるように。けれども結局それが長続きしなかったという経験はありませんか？

西洋的な良い姿勢をとると、身体の可動性が良くなる。腰を捻りやすくなる。これを言い換えれば、安定性が悪くなるということです。また、元来日本人の骨盤は、後傾している。結果、不安定な状態で、後傾している骨盤を無理に起こしている状態。この姿勢で長い時間維持するのは至難の業です。ですから、小学校などで、背筋を伸ばした良い姿勢を、長い時間強制するなどというのは、拷問に近いことなのです。

呼吸で言えば、背筋を伸ばすと、腹部が狭くなり、横隔膜が深く下がらず、大量の空気を吸うことができないのです。酸素不足のまま耐えなければならなくなります。

もう一つの問題は、腹を動かすということです。吸う時間が長い。エネルギーがいる。そのために多くのエネルギーが必要なので、長い時間行うことができない。腹の動きがパフォーマンスにも影響します。腹が大きく動いていたら、語っていても歌っていても、非常に滑稽。一流歌手や俳優などで、お腹を膨らませたりへこませたりしながら歌唱や演技をしている人など、実はいないのです。

三つめは胸式呼吸です。ラジオ体操などで、「深呼吸をしましょう」、といって大きく腕を動かしたり、それによって胸を開いたりします。これは胸式呼吸の方法です。基本的に胸式呼吸は、非常に効率の悪い呼吸法です。胸骨をわずかに広げますが、横隔膜はほとんど使いません。むしろ引き上げてしまいます。したがってこの方法は、ラジオ体操以外実利は無く、しかも腕の動きを伴うので、この呼吸を続ける事はできません。

深い呼吸と思っているものが、実は、非効率的で、様々な欠点を持っていることがあります。また効率的と思われたものが、継続するのは困難であったりします。

一時的にしかできない呼吸は、実用的とは言えません。表面的な身体の動きを伴わせて行う呼吸は、ある意味、身体に別な無理を強いているのです。だから長くは続けられません。呼吸を〝深く〟するというのは、ここに挙げた方法では、困難です。

深い呼吸を求めた結果、姿勢、呼吸に問題が起きてしまうのです。

2／…… 継続的に深い呼吸ができる「密息《みっそく》」

尺八奏者である私は、ある意味で、呼吸の探求が仕事であると言えるのかもしれません。

「密息」とは、私が尺八の演奏法を探求していくうちにたどり着いた呼吸法です。西洋の「腹式呼吸」や、「胸式呼吸」とはまったく異なります。

身体の重心を低く保ち（骨盤を後方に倒し）、息を吸うときも吐くときも腹を膨らませたままにします。どこにも力を入れませんので、身体は安定し、深い呼吸ができるようになります。身体が静かに落ち着くだけに、精神的には集中力が高まり、もっと訓練すると、リラックスでき、自由な開放感も得られるようになります。

腹を膨らませた状態で行うので、腹式呼吸のように疲れることもありません。継続的に行うことも容易です。演奏において、長い曲を演奏するときも、この呼吸を継続して行うことができます。「密息」はそれが可能です。

「密息」は、尺八の世界だけで使う特殊な呼吸法ではありません。調べていくうちにわかったことなのですが、「密息」とは、日本人が古来、ごく自然に行ってきた呼吸法だったのです。

日本人はよく緊張するときに「あがる」といいます。精神的な緊張のために身体の筋肉が萎縮して、呼吸が浅く、速くなるために起きる現象です。腹に力が入りすぎてしまい、大きく息が吸えない状態になります。腹がへこんだまま息をしようとすると、胸だけで息を吸ったり吐いたり

“あがっている”状態

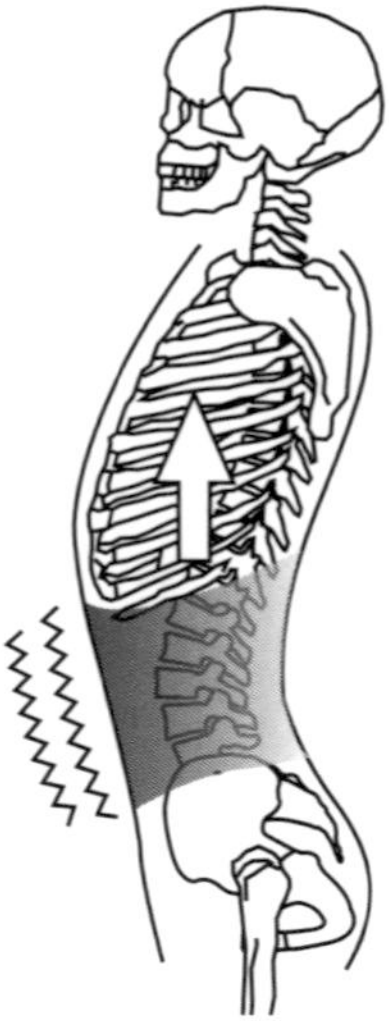
お腹に力が入って萎縮し、胸だけで浅い呼吸をせざるを得なくなってしまっている。

する「胸式呼吸」になってしまいます。

胸式呼吸では、横隔膜が降りないので、肺に十分な空気が入りません。当然、息が苦しくなる。苦しくなると、さらに緊張。さらに腹に力が入り、締め上げ、胸式呼吸の度合いが強くなるという悪い連鎖が起こります。それで緊張が止まらなくなり、ますます危機的な状況になってしまう。これらが「あがる」のメカニズムです。

「密息」は武士が行っていた呼吸でもありました。敵と対峙し、命のやりとりをしなければならない場面で、あがってしまうなど許されない。しかし、「密息」の呼吸法を実践していれば、あがることはなくなります。骨盤を倒し、腹を膨らませて呼吸を行えば、緊

密息

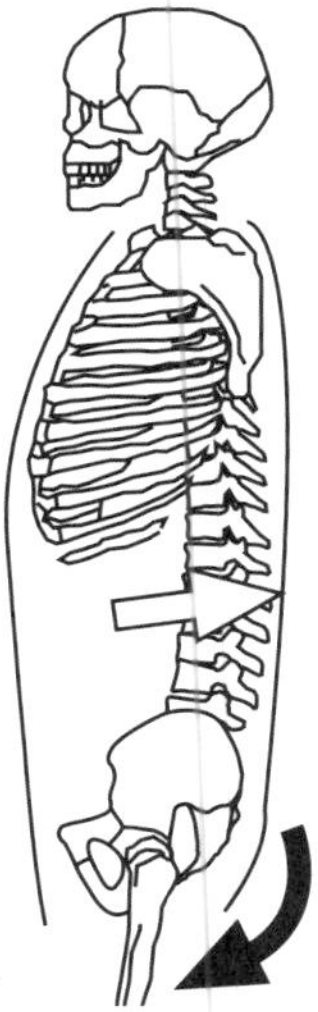

骨盤を後方に倒して行うのが「密息」の特徴の一つ。重心が落ち、自然にお腹が広がって安定・リラックス状態が得られる。

張の連鎖を断ち切ることは可能です。

密息により心身ともにリラックスした状態、落ち着いた状態を体験することができます。リラックスしているのに頭脳は明晰で覚醒した状態ですから、集中力を高めることも可能です。

尺八奏者や武士ばかりではありません。屋外労働をする方達も過酷な環境に適応するために「密息」を用いていました。繊細な作品を作り上げる工芸師も芸術家も「密息」で、ユニークかつ世界に誇れるレベルのものを生み出してきました。

この呼吸法「密息」が日本人の文化の源であり、その結果が、世界で唯一の、豊かな日本の文化なのです。

呼吸は、それ次第で、生活様式が一変します。極言すれば、生活が、精神が、その積み重ねの一生が激変するということでもあります。

しかし、残念ながら、この日本人が大切にしてきた、日本古来の「密息」は、失われつつあります。

呼吸は、とくに意識せずとも身体が勝手にやってくれる（…そうでないと死んでしまう）「不随意運動」でありながら、意識的に変える事ができる「随意運動」でもあります。意識的にはコントロールできない心臓や消化器官などの「不随意運動」と比べて、とても特殊な存在なのです。最後の章に書きますが、人間を人間たらしめているのは、この「随意呼吸」なのです。

もう一度、呼吸について、根本的なところから考え直してみませんか？

そして、ぜひ日本古来の「密息」を取り戻してみてください。

本書では、その効果や意義、詳しい方法、テクニックについて、じっくりお話していきます。

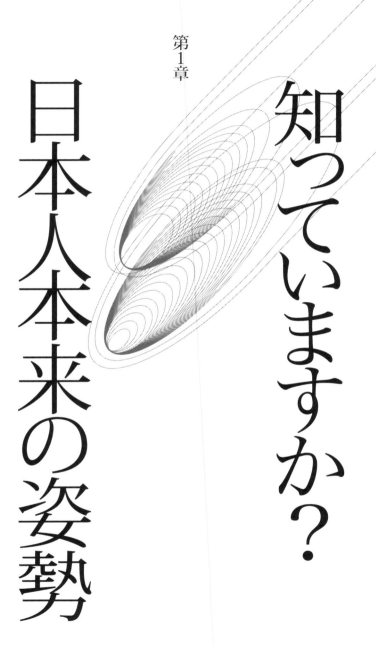

第1章

知っていますか？　日本人本来の姿勢

1 骨盤を倒すのが日本人！

呼吸と姿勢は表裏一体のものです。とくに密息は、姿勢によって成り立っているところがあります。つまり、日本人ならではの優れた呼吸法「密息」は、日本人ならではの良い姿勢があって、初めて生まれたものなのです。

この「日本人ならではの良い姿勢」というものが、一般にほとんど認識されていません。

私はこれまで尺八の演奏活動のために、世界数十カ国を旅してきました。頻繁に海外に出かける中で気づいたことがあります。それは、欧米人に比べると日本人の姿勢は、特別なのではないか……ということでした。

たとえば日本では、電車のシートに座っている人が、通路に足を投げ出している光景をよく見かけます。特に若い人たちにその傾向が強い。みなさんも一度は見かけたことがあるでしょう。欧米では、そのような光景を見かけることはめったにありません。いったいなぜなのでしょうか？

私は本書で「いまどきの若い者は・・・」とか「欧米に比べて日本は・・・」という話をした

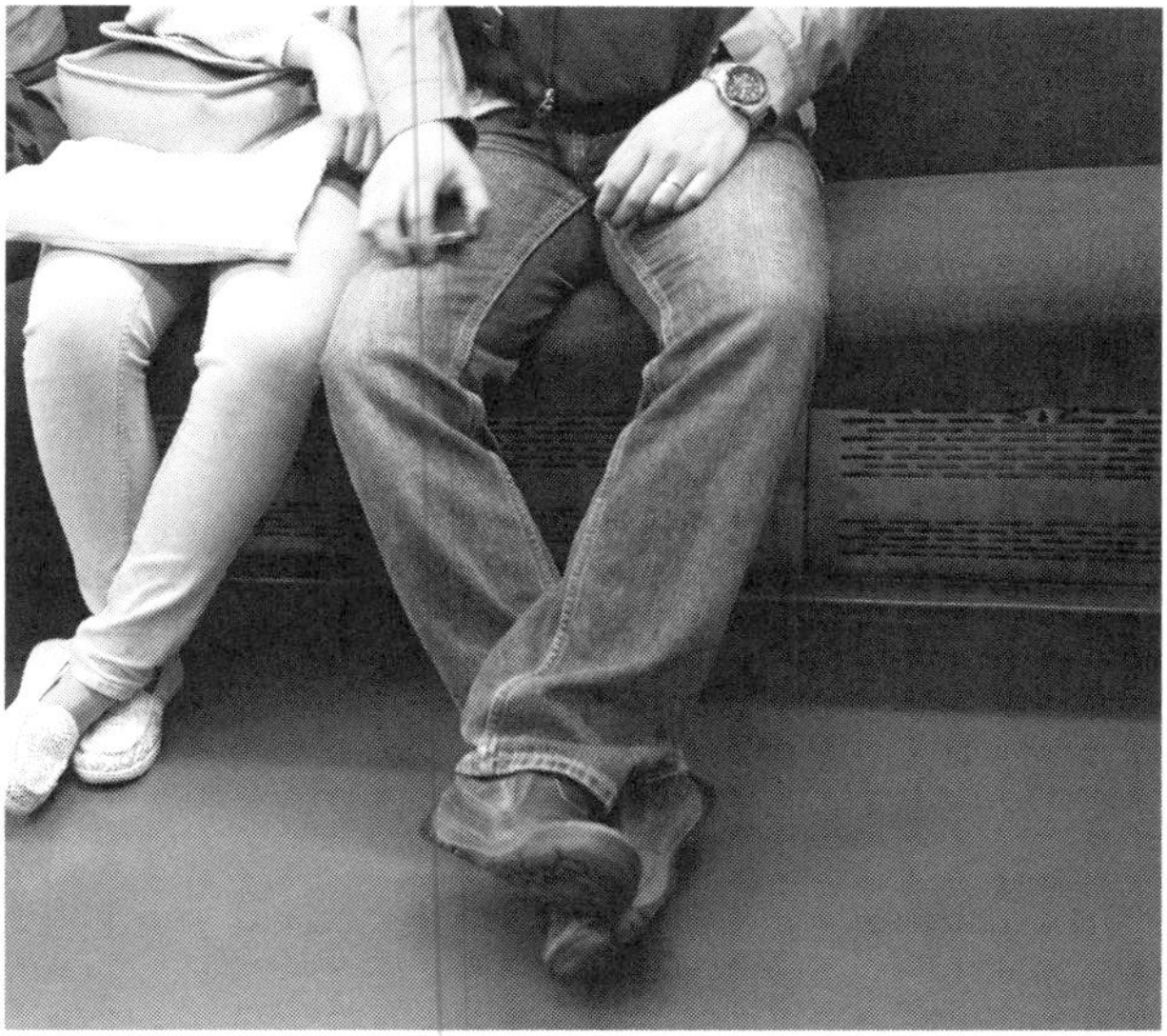

電車のシートに、骨盤を倒し、浅めに座り、足を投げ出している人。日本ではよく見かけるものの、欧米ではほとんど見られない。

いわけではありません。教育の問題も関係しているかもしれませんが、それよりもっと根源的な問題、すなわち日本人の身体の有り様に変化があったのではないかと思っています。

あるとき演奏でニューヨークを訪れた際、街を歩く人たちをしばらく観察していたことがあります。すると、日本人に比べて、骨盤の向きが違うなということを感じました。骨盤が起きていて、反っているのです。

次に感じたのは、膝の曲がり方の違い。膝があまり曲がっていないのです。

明らかに、日本人の姿勢は、欧米人の姿勢に比べて腰も膝も曲がっているのです。

欧米人

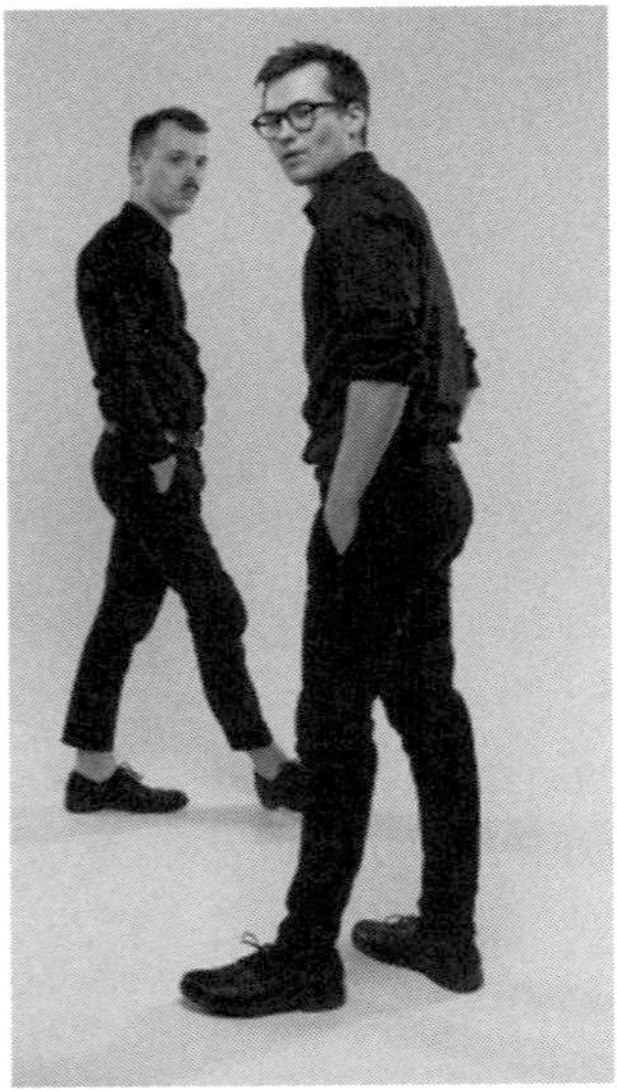

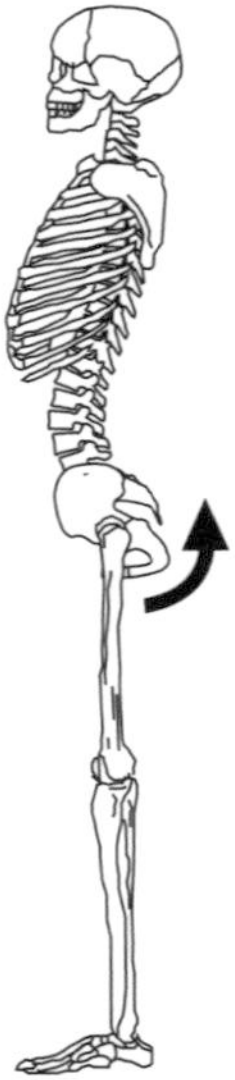

骨盤が起きており、膝はまっすぐに伸びる傾向にある。

日本人

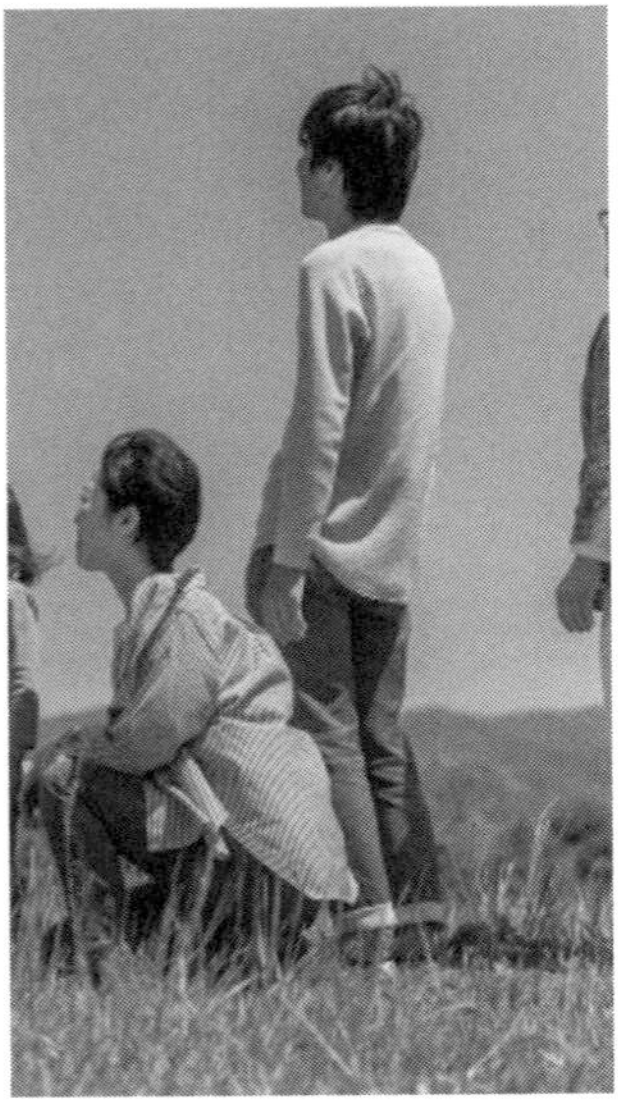

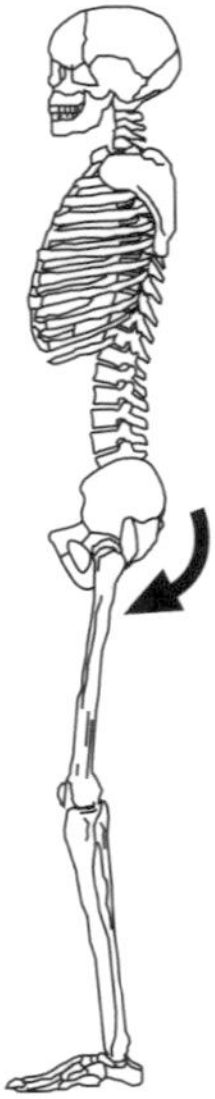

骨盤が後方に倒れており、膝は軽く曲がる傾向にある。この骨盤状態は、電車のシートで足を投げ出して座っている時と類似。

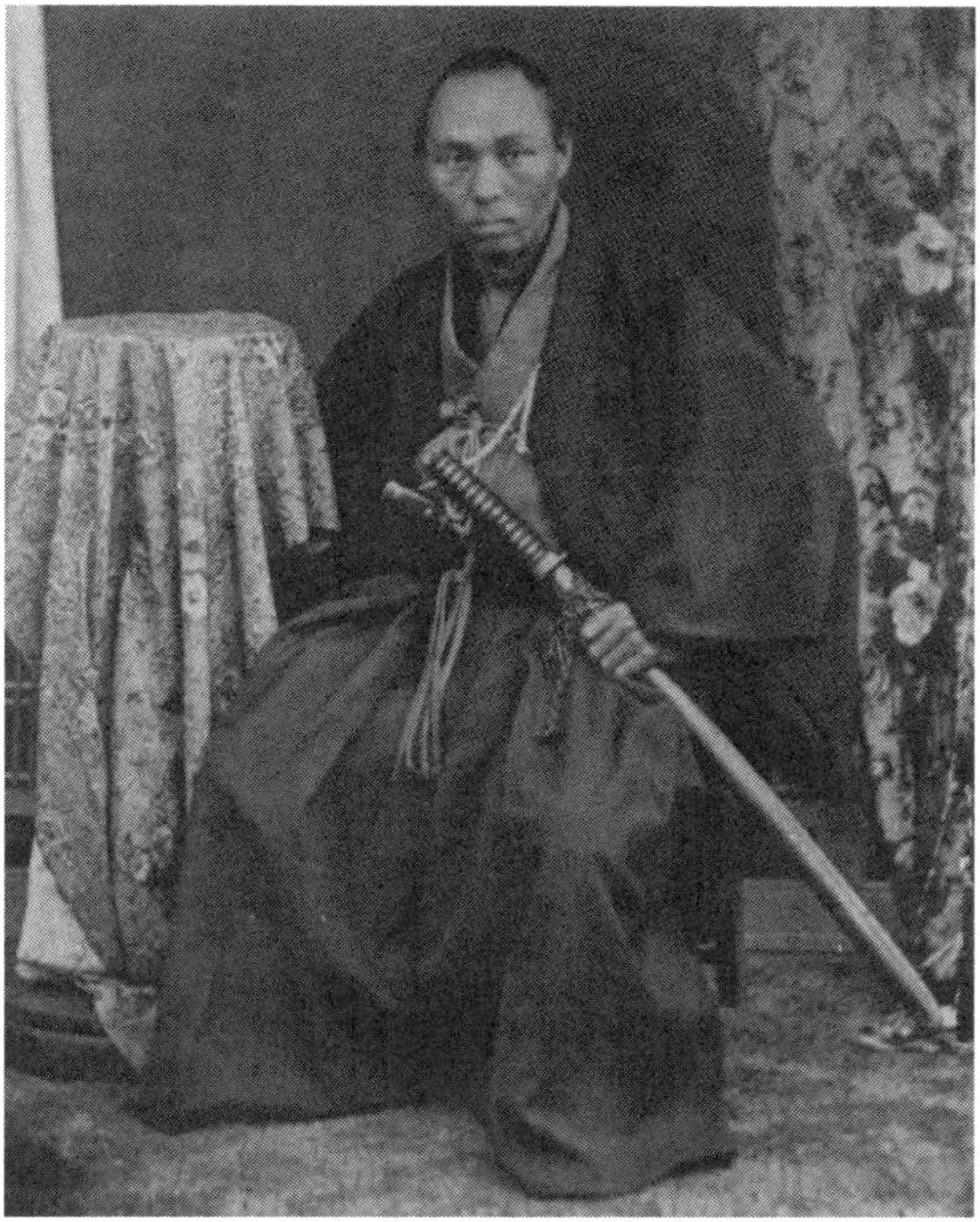

明治4年に撮影された、掛川藩士の姿。骨盤が後方に倒れた状態で座っている様が見てとれる。
（関七郎 編『写真集明治大正昭和掛川：ふるさとの想い出26』13ページ、国書刊行会、1979年4月　国立国会図書館デジタルコレクション）

また、同じ日本人でも、江戸時代末期から明治にかけて撮影された昔の日本人の姿と、現代日本人を比べてみても、その歩き方、座り方には大きな違いがあります。

具体的には、骨盤や膝の状態が、昔と今とではまったく違います。膝が曲がり、骨盤が倒れていています。それに伴い肩も少し前に出ています。首は、スッと上に伸びているというよりは、肩に埋まっている感じです。

身体を支える膝が曲がり、骨盤が倒れているので、それに

幕末～明治期の日本人の姿。骨盤は倒れ、膝は少し曲がる傾向にある。

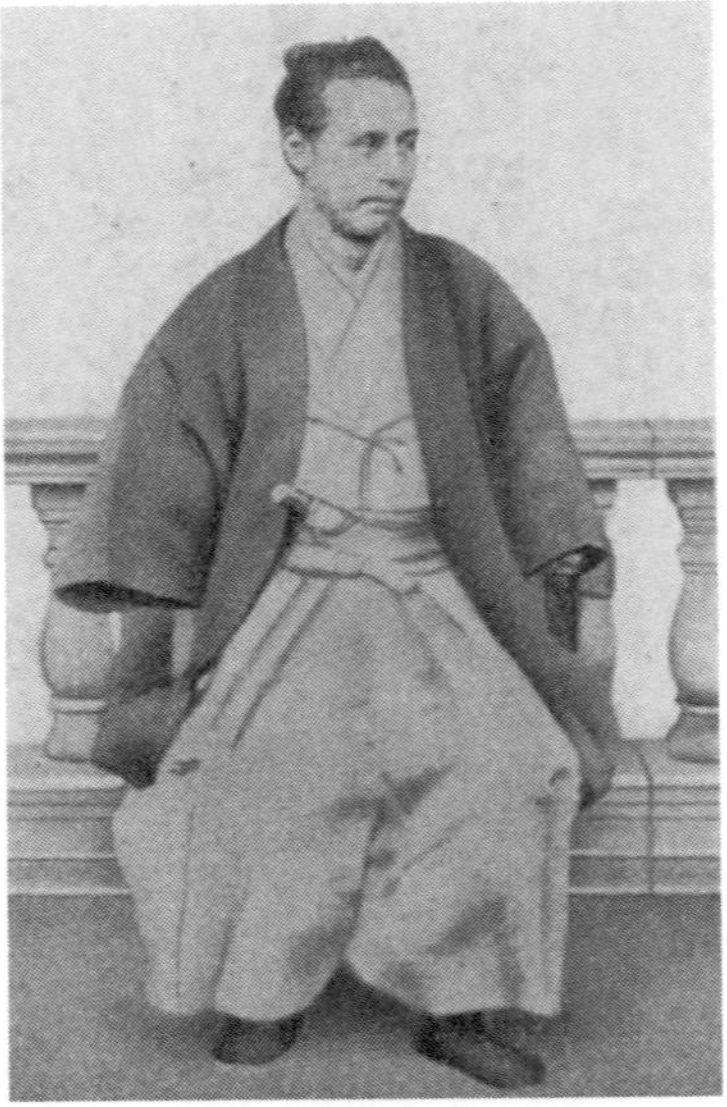

勝海舟（文倉平次郎編『幕末軍艦咸臨丸』33ページ、巌松堂、昭和13年、国立国会図書館デジタルコレクション）

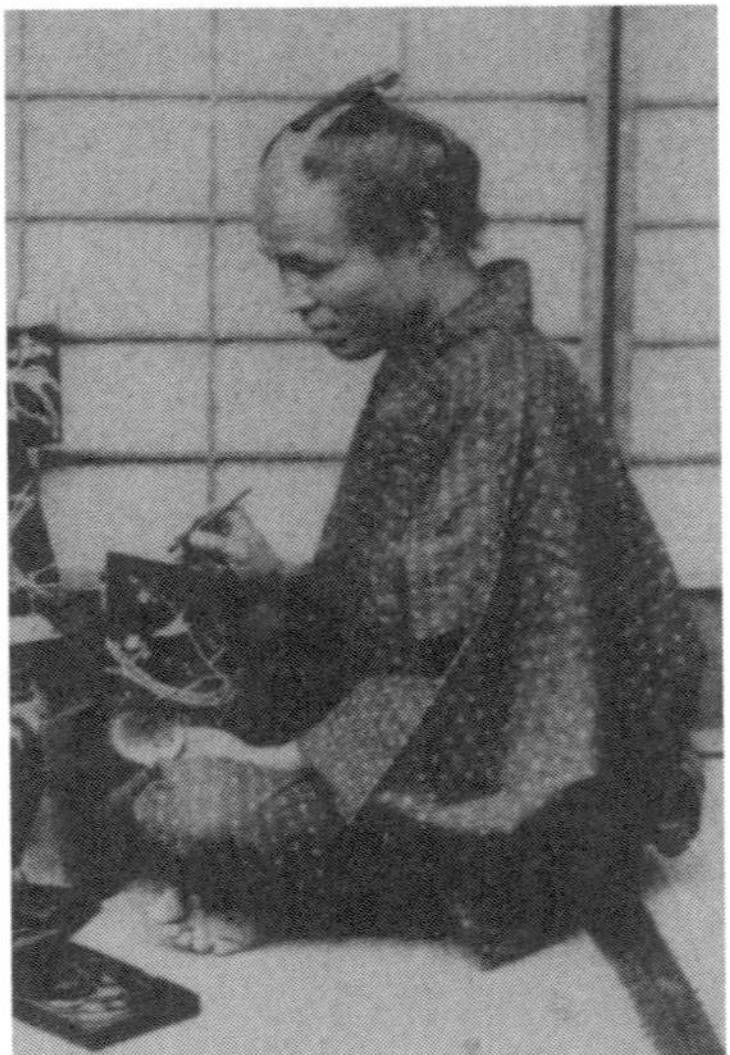

明治34年に撮影された、ごく一般的な日本人の姿。（東洋文化協会編『幕末・明治・大正回顧八十年史』第5輯、29ページ、東洋文化協会、昭和10年、国立国会図書館デジタルコレクション）

伴って肩や首の位置も異なってきます。昔と今とでは、まるで別の人種のような気がします。日本人の体型は欧米人化したと言われています。たしかに、戦中戦後の日本人に比べたら、脚はすらっと長く、身長も見上げるほど高くなりました。しかし、姿勢が完全に欧米人化したわけではありません。私がニューヨークで感じたように、日本人と欧米人の姿勢には、まだ大きな違いがあるのです。

その最大の差異は、骨盤の傾きです。

骨盤が垂直なのが欧米人で、日本人は骨盤が倒れています。良い悪いという話ではありません。それぞれ姿勢に特徴があるということです。

日本人と欧米人の姿勢の違いは、例えば音楽家が演奏しているところを見るとよくわかります。担当する楽器にもよりますが、フルート奏者などを観察してみるとわかりやすいでしょう。日本の音楽家が椅子に座って演奏している時の姿は、骨盤が後ろに倒れています。演奏会では足を交差させて休んでいる演奏家も見かけます。

欧米人の演奏家は、休んでいるパートでも骨盤を起こしていて、ピッと背筋が伸びています。背筋が伸びている姿勢では、足をクロスさせるのは不自然ですし、腰や背中に負担がかかります。ですから足をクロスして休んでいる演奏家はあまり見かけません。

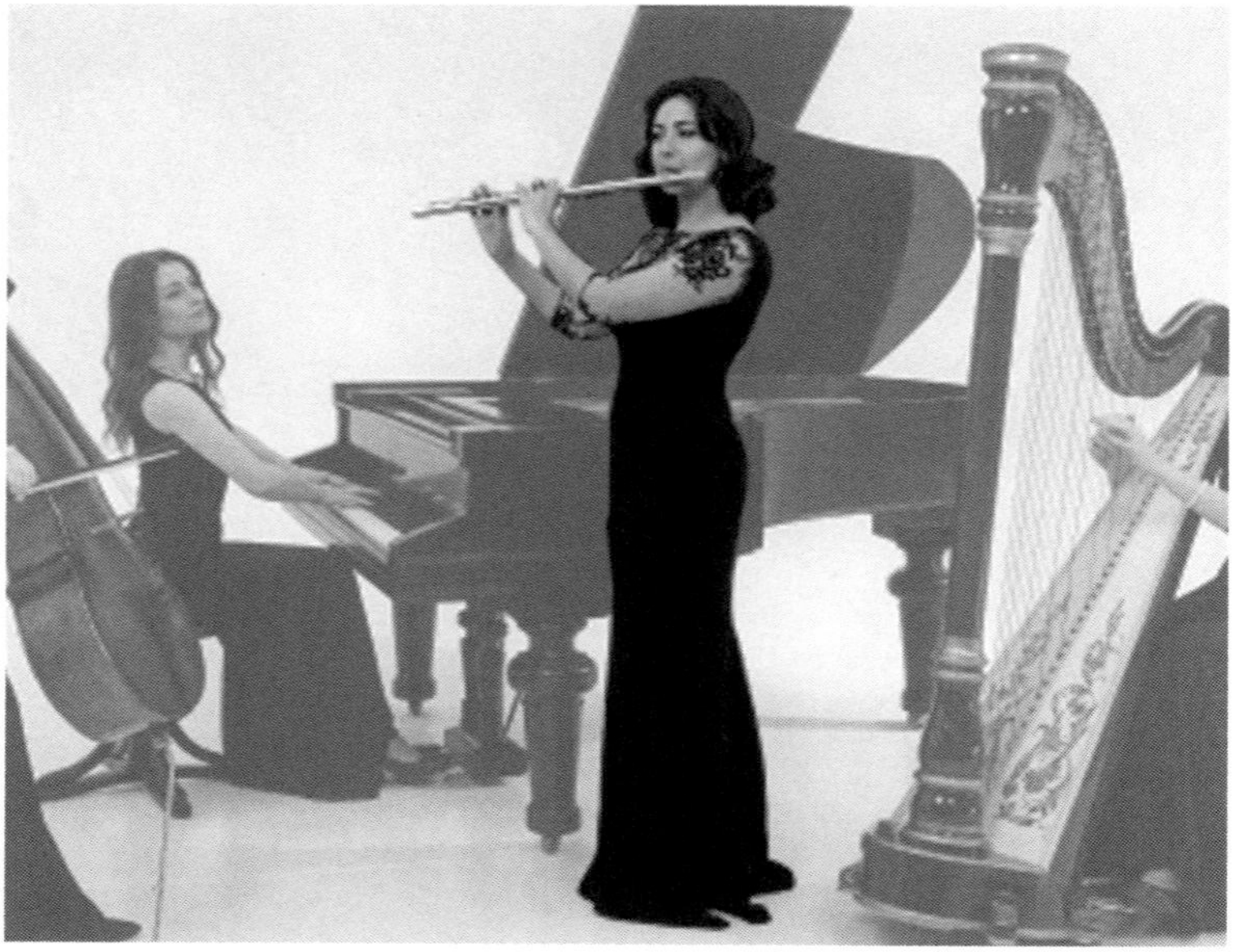

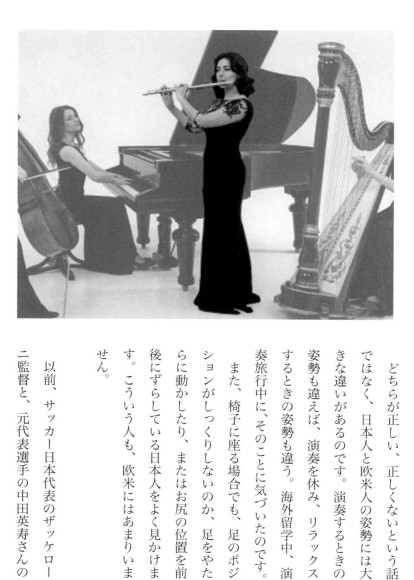

どちらが正しい、正しくないという話ではなく、日本人と欧米人の姿勢には大きな違いがあるのです。演奏するときの姿勢も違えば、演奏を休み、リラックスするときの姿勢も違う。海外留学中、演奏旅行中に、そのことに気づいたのです。

また、椅子に座る場合でも、足のポジションがしっくりしないのか、足をやたらに動かしたり、またはお尻の位置を前後にずらしている日本人をよく見かけます。こういう人も、欧米にはあまりいません。

以前、サッカー日本代表のザッケローニ監督と、元代表選手の中田英寿さんの対談をテレビで見ていた時、お二人の座った時の姿勢の違いに目が行きました。お二人ともリラックスして椅子に座っていたのですが、ザッケローニ監督のほうはガチッと足が固まって見えます。床から足が生えているようながっしりした安定感です。足を踏ん張っているわけではないのだけれど、踏ん張っているように見えるのです。

一方、中田さんの方はというと、足を前に投げ出して交差させて座っていました。中田さんは日本のサッカーの一時代を築いたほどの大プレーヤーです。引退後も筋肉は非常に鍛えているはずです。でも、ザッケローニ監督のどっしりした安定感に比べて、中田さんでも足元は固まっていないように見えました。

もっと身近な例もあります。日本の友人が集まるホームパーティーなどの場で、最初はみな行儀よくソファーに座ってお酒を飲んでいたのが、時間が経つにつれ、床に直接座って飲む人が増えていきます。その様子を観察していて気がつくのは、床に座っている人が腰と背中を大きく曲げて座っていることです。床に座っていても背筋を伸ばして座ることもできるはずですが、腰から上を丸めたような格好で床に座っています。

立食パーティーでは、多くの人が壁にもたれかかっているのを見かけます。壁や支柱に体重を預けて、寄りかかるようにして立っている。地下鉄で電車が来るのを待っている人々も。真っ直ぐしっかり立っている人が非常に少ないのです。

繰り返しになりますが、「そういう姿勢はよくないから直しなさい」と言いたいわけではありません。密息の呼吸法をマスターするために、まずは西洋人と日本人の姿勢の違いについて知ってもらいたいのです。

2／日本人本来の「正しい姿勢」

私たちは子供の頃、親からことあるごとに「正しい姿勢をしなさい」としつけられてきました。「正しい姿勢」というのは、骨盤を起こし、背筋をピンと伸ばした姿勢です。直立不動で立っている、儀式時の軍隊の兵士のような姿勢です。

ところが、私たち日本人がいくら骨盤を起こした姿勢を続けていても、先に挙げた欧米人のような姿勢にはなれません。なぜなら、それは日本人にとって不自然な姿勢だからです。日本人は骨盤が後ろに倒れているので、垂直に保つことは困難なのです。

では、日本人の本来の姿勢とはどんなものだったのでしょうか。密息を研究していく過程でわかったのですが、本来日本人は骨盤を後方に倒している姿勢を正しい姿勢としていました。

この日本古来の姿勢は、現代の一般的な日本人からは失われてしまっています。日本人にふさわしい姿勢とは何か。じつは「密息」が大きな鍵を握っていたのですが、当時は誰にも検証も考察もされることもなく忘れ去られてしまったのです。戦争に負けて欧米の文化が堰を切ったようになだれ込んできて以来、欧米人の真似をしようという価値観が強く生まれました。しかしそれは、それまでの長い長い年月を費やして培ってきた日本人固有のアイデンティティからすれば無理があるのです。

今、骨盤を起こしている姿勢の方がかっこいいと感じる人の方が多いかもしれません。しかし、そもそも西洋の人やその他の国々の人たちに比べて、日本人の骨盤は後ろに倒れているのです。西洋の人は骨盤が垂直になっています。アフリカ系の人たちは骨盤が前傾しています。私たちの現在の感覚からすると、アフリカ系のすらっと背が高い人を見るとモデルのように格好良く見えます。ところが、私たち日本人は、骨盤が後ろに倒れているので、西洋人と同じ姿勢をとるのは、どうしても無理があります。そもそも骨格の違い、骨盤の傾き方が違うからであり、日本人が西洋人と同じような姿勢をするには、筋肉を鍛えて姿勢をキープすることが必要になります。

「昔のように骨盤を倒した姿勢が日本人にとって自然なら、元に戻せばいいじゃないか」という意見も出てくるかと思います。しかし、今の日本人にはそれが簡単ではありません。骨盤を倒

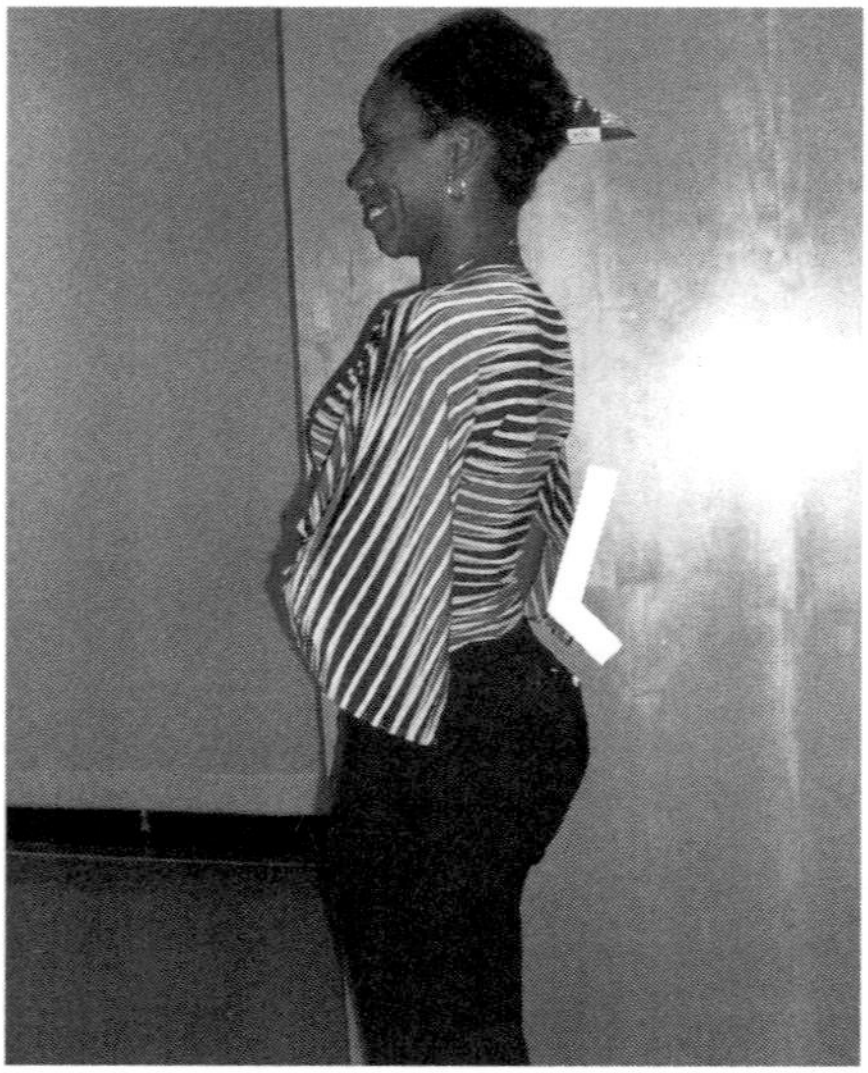

アフリカ系アメリカ人である友人の立ち姿。骨盤が前に倒れていて、背骨～骨盤後縁のラインが90度に近い角度をなしている。

す姿勢を形成してきた自然条件、労働条件、生活条件が変化してしまったからです。自然条件としては、急こう配の山、坂を歩くことが無くなった。また、足場の悪いところを歩かなくなった。労働条件としては、水田での仕事が減った。中腰での仕事も減った。生活条件としては、床や畳の上に座って生活することが減った。

それに加えて、「背筋を伸ばす」という西洋的な姿勢を幼い時から強制されてきたために、骨盤を倒した姿勢を維持するための筋肉がなくなってしまっているのです。骨格は昔ながらの日本人なのに、立ち居振る舞いだけは西洋的なスタイルを取り入れてしまったために、日本古来の姿勢も、西洋人的な姿勢も

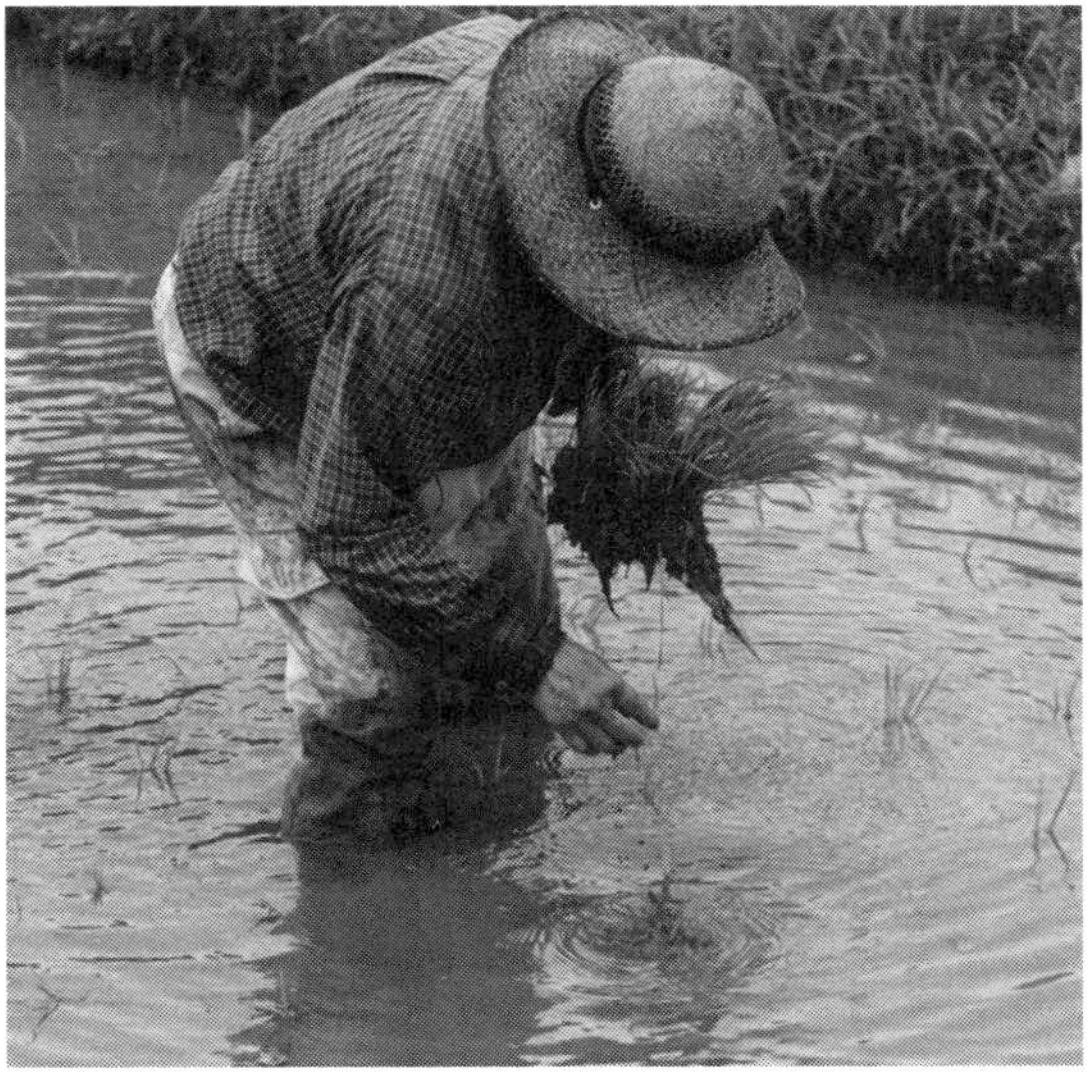

足場が悪い中でも、骨盤を後ろに倒すと安定する。こういった環境条件も、日本人の骨格形成に影響している。

できなくなってしまったのが今日の日本人なのです。

現在の日本人にとっては、少し骨盤を倒し、背中を丸めない姿勢が、ベストな選択と考えられます。

3/… "日本人にふさわしくない姿勢"がもたらすもの

これらのことを考えると、現在の日本人は、自分たちの骨格にふさわしい姿勢を失ってしまっているのではないかとの説が成り立ちそうです。

人の姿勢というのは、思考に大きな影響を

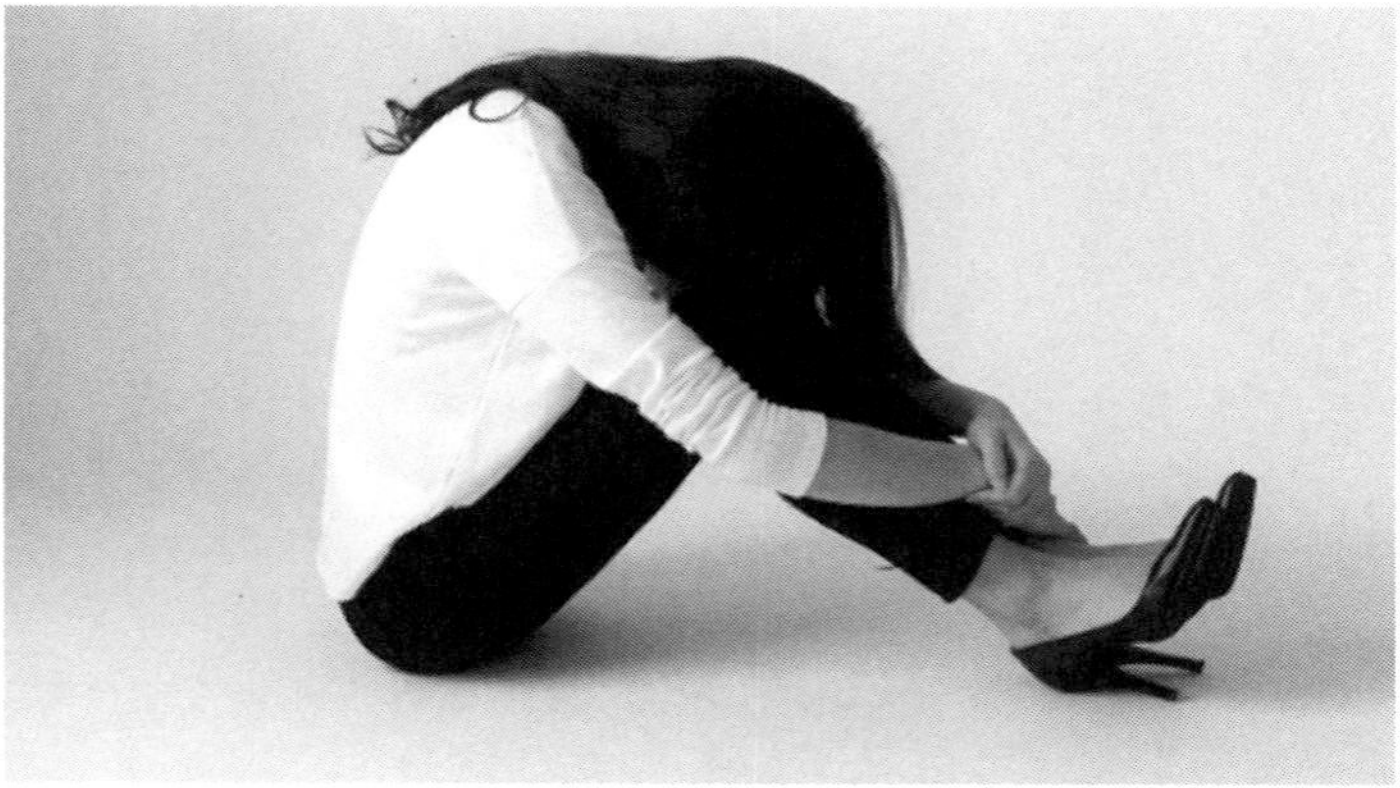

与えます。たとえば、膝を抱えて座り、そこに顔を埋めた姿勢で、「何か楽しいことを考えてみなさい」と言われても無理なはずです。その姿勢は、どう見ても悩んでいる人特有のポーズだからです。それと同じように、人の基本的な姿勢は、他のさまざまな知覚的、身体的、精神的な問題にも密接な関わりがあるのです。

そう考えると、昔の日本人と現代の日本人とでは、同じものごとでも、その感じ方、知覚の仕方が違っているのかもしれません。昔の日本人が、非常に安定した姿勢のもとで見たり、聞いたりしていたことは、今の人にはその感覚がわからなくなっている可能性があります。

例えば自然に向き合うときの感覚も、平安時代の人と現代の人とでは、違ってきているのではないでしょうか。もしそうだとすれば、現代人のわれわれには、昔の人が描いた絵画や音楽に対する理解が及ばなくなっているのかもしれません。

また、基本的な姿勢が変わってしまったことで、現代人には次のような弊害が現れていると考えます。

①　落ち着きがない

②　集中力が持続しない

③　座った姿勢、立った姿勢を長い間続けることができない

④　リラックスできない

⑤　子供が静かにしていられない

近年、よく言われる学級崩壊など、授業中に静かにしていられない、席にじっと座っていられない子供たちのことが問題になっていますが、これも姿勢の問題に深く関わっているのではないでしょうか。

4…　骨盤を倒すと重心が一定する

骨盤を倒すと重心が低くなり、尾てい骨の下に定まり、身体の安定性が増します。どのように

歩いていても、つねに重心は同じポイントにあるため、ブレることがありません。かつての日本人の立ち方は、膝をわずかに曲げ、腰を低く落とし、しかし上半身は前屈みにならず、重心は両脚の間よりやや後ろ、尾てい骨の下に位置していました。

一方、骨盤を起こした西洋人の立ち方では、重心は左右の足か、その中間にあります。重心は右足、足の間、そして左足、間、右足へと移っていきます。重心が乗った足で石でも踏んでしまえば、バランスを崩して転倒してしまうでしょう。

重心が常に一定の位置にあれば、たとえ片足をすくわれても姿勢を立て直すことが可能です。簡単に転倒することはありません。

六代目中村歌右衛門（１９１７～２００１）は、歌舞伎の歴史のなかでも、とくに舞踊の最高峰と言われています。

次ページの写真を今の感覚で見ると少し変です。変に感じるぐらいに骨盤が倒れています。そしてさらにひねっている。これと同じような格好はなかなかできません。この姿勢をするのはものすごい筋肉を持っていたということです。そして今の時代より、骨盤が大きく倒れていたということです。

こういった舞踊が可能なのも、重心が安定していたからです。歌右衛門は、「尾てい骨の下に

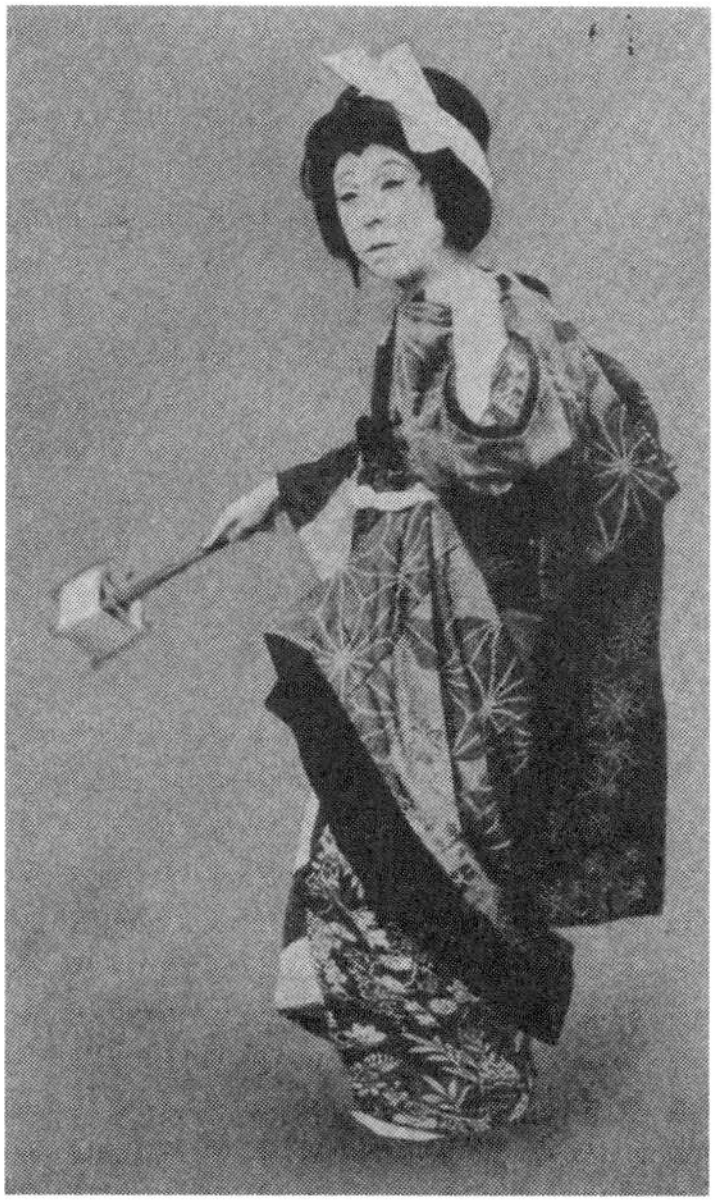

〝舞踊の最高峰〟とも評される六代目中村歌右衛門。骨盤を大きく倒し、さらに身体をひねる姿は、現代人には真似が難しい。
（中村歌右衛門 著『歌舞伎の型』、8ページ、東京学風書院、1959年、国立国会図書館デジタルコレクション）

槍があって、それが最適な重心を探しながら、その上に乗った尾てい骨、骨盤が図形を描き空中を舞う」と、自分でも言っていたそうです。

手の先や肩や頭というより、前記のようなイメージで踊っていたのでしょう。しかし、中村歌右衛門のような踊りは、残念ながら現在ではあまり見られなくなってしまいました。現代の舞踊家の姿勢は、昔とは変わってしまっているのです。

5…さまざまな〝骨盤を倒す〟効果

①手先の細かい作業が容易にできる

骨盤が倒れた姿勢は、低い重心を生み出すため、舞や踊りの場面以外でも、抜群の安定感を発揮します。たとえば、繊細な感覚を必要とする手先の細かい作業が非常に容易になります。日本古来の伝統工芸の世界には、絵付けや染め物、金属や木を加工した細工など、手作業による驚くほど精緻で技巧的なデザインを施す技術があります。その確かな技術は、今も世界トップレベルで、多くの人を魅了しています。

では、なぜ日本にはこれほどまでに細かな作業を高いレベルで行うことができる技術が受け継がれているのでしょうか。それは、骨盤が倒れた姿勢の安定性がもたらす恩恵です。つまり、諸外国の人々が日本の技術を真似しようとしても、一朝一夕には習得は不可能なのです。骨盤を倒す姿勢や密息から学ばなければ、決して手先の器用さを生かし切ることはできません。

意外に思われるかもしれませんが、昔の大工職人は、地面にあぐらをかいて、つまり骨盤を倒した姿勢でノコギリやカンナを使っていました。

西洋式のノコギリは、押すときに切ります。その切り方は、ノコギリの硬い刃で、力をもって材料を切り刻みます。

日本のノコギリは柔らかい金属が使われていますから、これを押して材料を切ろうとすると、たちまち刃が傷んでしまいます。骨盤が後ろに倒れていると押す力は弱いのですが、引くときには安定した力を加えることが可能です。骨盤を後ろに倒して、引くときに材料を切っていきます。つまり日本のノコギリは、引くことを前提に考案された道具なのです。

あるテレビ番組で、フランスの一流シェフと京都の一流の料理人が、お互いの技を競い合っているのを見たことがあります。フランスの魚を日本人の料理人は、包丁を引き、こともなげにスーッと三枚にきれいにおろして見せました。切れ味の良い包丁と最高の技術を持っているので、当たり前といえば当たり前です。しかし、同じく技術では勝るとも劣らないはずのフランス人シェフは、魚の切り口を見て「ウワァオ！」と驚き称賛していたのです。「ほとんど力を入れず、なぜこれほどまでに鮮やかに切れるのか？」というのです。

今度はフランス人シェフが技術を披露する番です。彼らも一流シェフですから、同じように細かく切るかと思ったのですが、四角い大きな包丁を持ってきて、魚の上からドスンと落とすよう

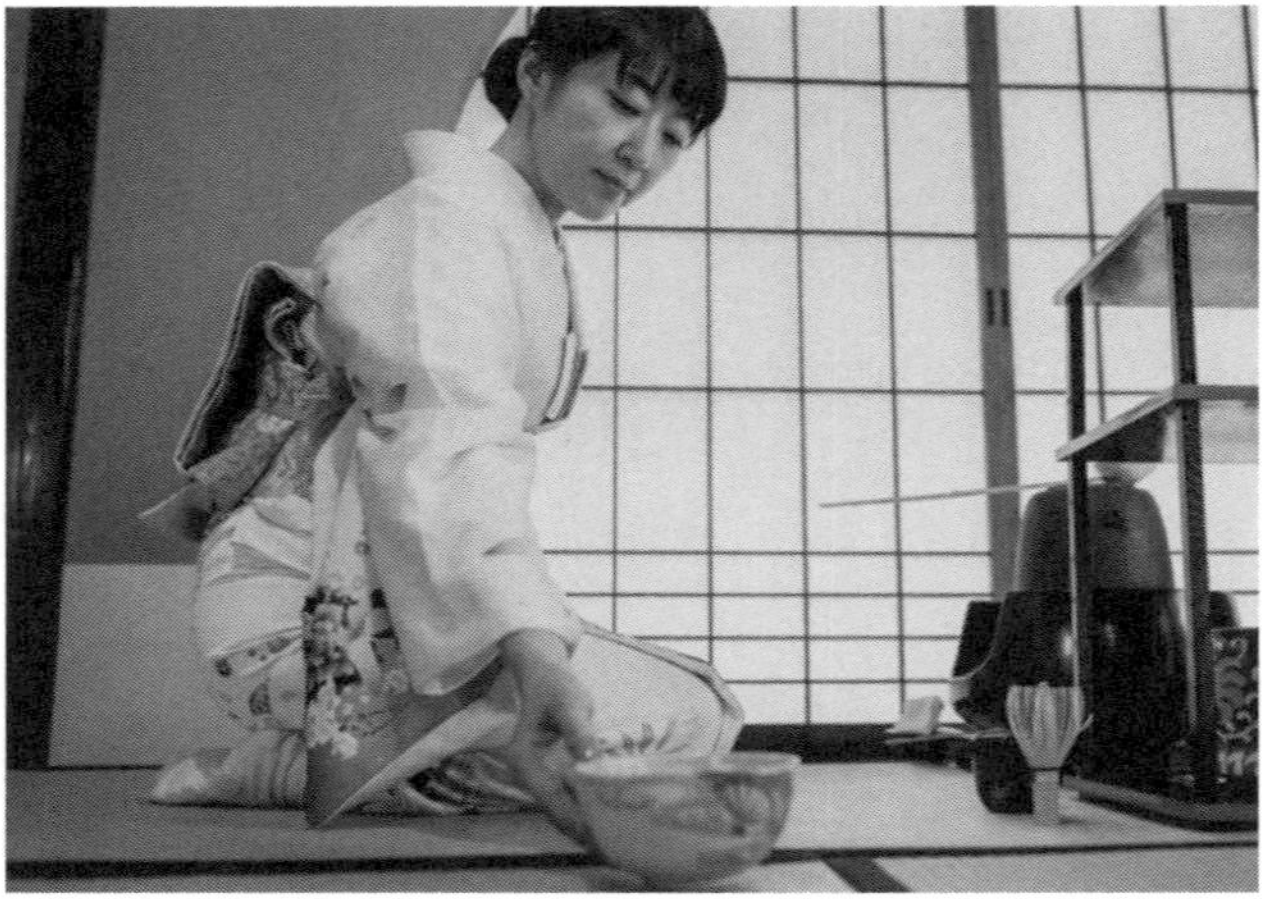

所作の美しさ、絶対的な〝静止〟を支えるのは、無駄な力みのない〝リラックス〟。そしてその〝リラックス〟を、骨盤を倒した体勢が支えている。

な切り方をしました。包丁の重みで丸太を切っていくような感じです。日本人の料理人が包丁をスーッと引くところを見て、やはり骨盤を倒した姿勢から生まれた、引いて切る技術なのだなと確信しました。

② 真の〝静止〟が手に入る

身体の安定性が増すと静止状態を保つことが容易となります。骨盤が倒れていれば、少ない筋肉の使用で静止が可能になります。さらに骨盤を倒すことによって鍛えられた筋力があれば、絶対的な〝静止〟が手に入ります。また、静けさを味わい、楽しむ感覚も研ぎ澄まされていきます。日本庭園や茶の湯の美学などに触れるたびに、その静けさのなかに微妙なニュアンスを感じ、感動を受けます。日本人の感性のベースに、骨盤を倒す姿勢があるのです。

③ 脱力が容易になる

身体の安定性が増大すれば、頻繁に体を制御してまっすぐにしておく、整える、姿勢を改める……といった意図的操作が必要ありません。それゆえ「脱力」が容易になります。つまり自然にリラックスができるようになるのです。

茶道や華道、日本舞踊の名人などの立ち居振る舞いを見ていると、ピシッと決まっているけれども、身体のどこにも無理なところはありません。折り目正しい姿勢を維持すること、イコール「リラックスしている状態」とすることができるのです。

④ 腰痛が軽減

私は以前、腰痛がひどく、日本一の腰痛治療医として名高い医師のところに通っていました。その先生から、「腰をまっすぐしていると腰痛になる。普段から腰を少し倒したかたちを保てるような筋肉をつけるようにしなさい。歩くとき、走るときにそういう姿勢を保てるようにしなさい」と言われました。腰を反らせると、椎間板が背中側に出て、神経を圧迫するということでした。そういった意味でも、骨盤を倒した姿勢は、人間本来の姿勢かと思いました。

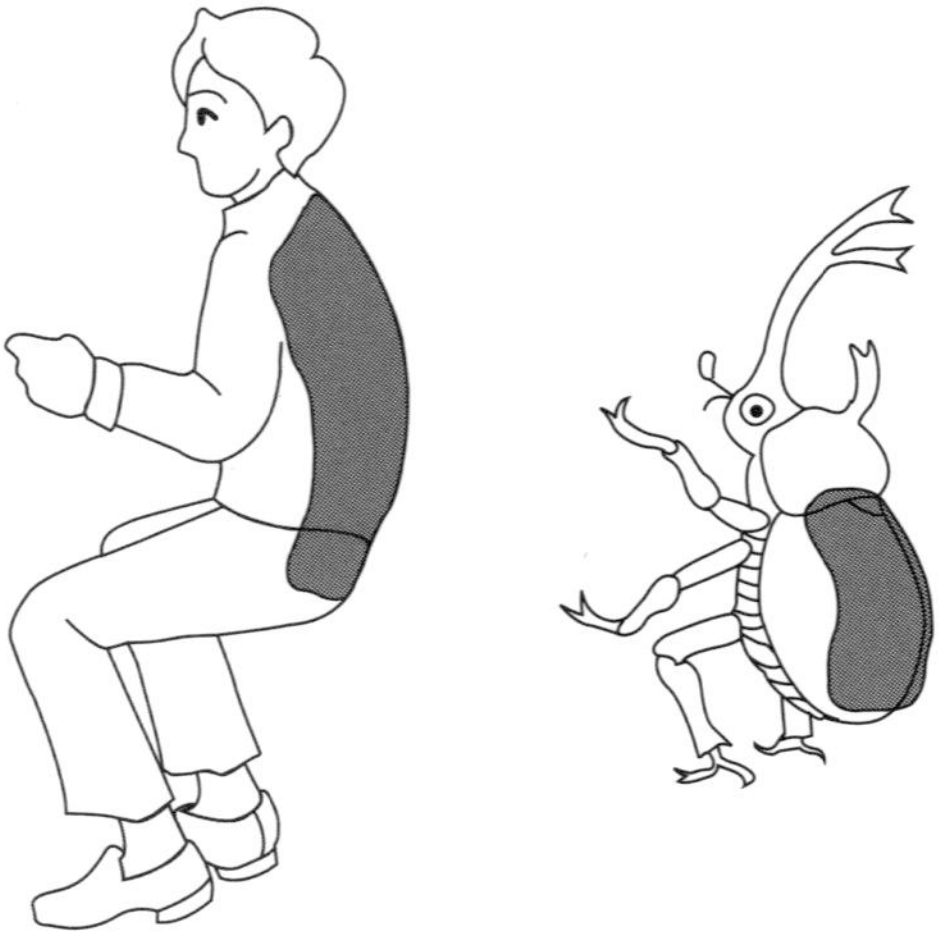

⑤ 骨盤と上体が一体化

骨盤を倒すと、骨盤と上体が一体化します。逆に骨盤を起こしていると、骨盤と肋骨の間部分の可動性が非常に良く、ひねることもできるし、前後に倒すことも横に倒すこともできます。しかし骨盤を倒すと、これが非常に難しくなります。私が「カブトムシ状態」と名付けている姿勢です。上体と骨盤が回転しなくなるのです。それらがあたかも一つの部品で出来ているかのような状態になるのです。

骨盤と上体が一体化するとさらに安定性が増します。重心が低くなるだけではなく、身体のそれぞれの部分一つひとつを制御する必要がなくなります。そうすると、身体のすべての部分が一体化し、さらに安定します。

⑥ 予備動作がなくても動ける

安定した姿勢を保つことで、予備動作なしで動くことができます。この予備動作を「起こり」と言います。

西洋のフェンシングは、常に動いて間合いを計りながら、絶対的なスピードで斬り込んでいきます。これに対して日本古来の武道の立ち会いや剣術の居合いは、基本的に動きません。

黒澤明監督『椿三十郎』のラストシーンには、三船敏郎演じる三十郎と仲代達矢演じる室戸半兵衛の一騎打ちがあります。刀を構えたままピクリとも動かない二人を、若い侍が固唾を呑んで見守ります。およそ1分もにらみ合いが続き、半兵衛が辛抱しきれず斬り込んだところに、三十郎の剣が襲いかかります。これは三十郎が、相手に悟られぬように息を潜め、「間」を計られないようにし、さらに予備動作なしで反応しているのです。したがって、相手が予想もしない速さで斬り込むその「一瞬」が生み出されているのです。

おそらく実際の戦いでもこのような勝負が繰り広げられていたのではないかと想像させる名場面です。そもそも「居合い」とは、これを追究する武術です。

映画『座頭市』シリーズでは、勝新太郎が演じる市が、一瞬の間合いで相手を斬るシーン（動

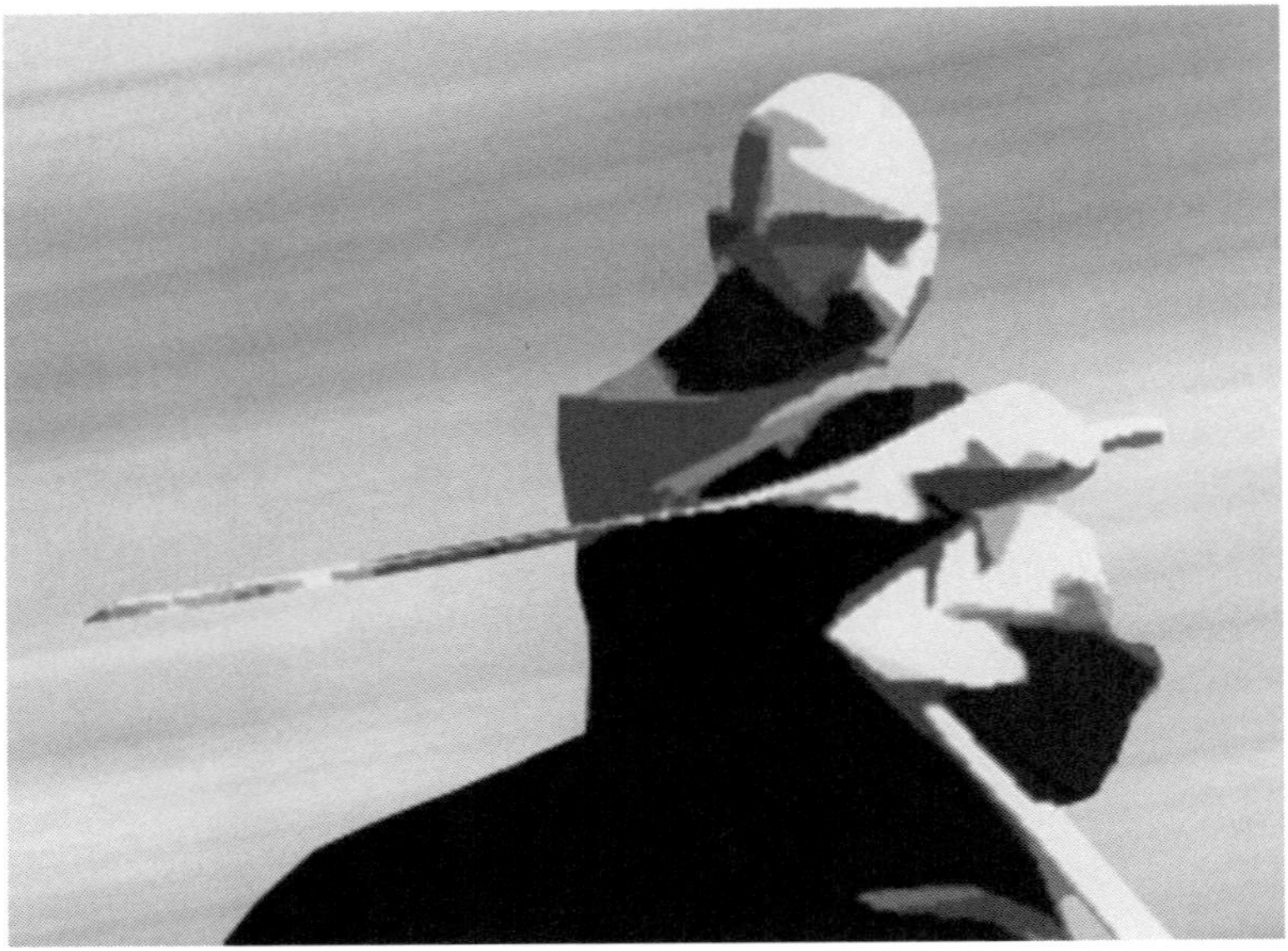

いたと思った瞬間に斬られている）が、じつに見事です。さすが居合いの達人。市が動いたと思ったときには、すでに相手は斬られています。そういうタイミングの外し方ができるのも、市が骨盤を倒しているので予備動作がないからです。

神業《かみわざ》のような居合い抜きも、美しく微塵の隙もない茶道の所作も、重力支配から解放されたかのような舞踊も、繊細で芸術の領域までも達する工芸も、どれも日本人ならではの骨盤を倒した姿勢をベースにしているからこそ生まれたものです。僅かなスペースに、神、異界を呼び込んだ所業と言っても良いでしょう。

次章では、日本人が、この姿勢からどのように「密息」という呼吸法を生み出したのか説明します。さらに具体的に、日本人が呼吸そして、そこから生まれた体動パフォーマンスにどのようなものを求めてきたのか述べていきたいと思います。

第2章

呼吸で何が変わるか？

～「密息」の発見

1 現在の呼吸は？

突然ですが、質問をします。以下に挙げる項目に、皆さんはいくつ該当するでしょうか？

□集中力がない
□落ち着かない
□静かにしていられない
□座った姿勢・立った姿勢を長い間続けることが困難
□リラックスできない
□人前に出ると緊張してしまう
□生きる希望が感じられない
□いつも不安を感じている
□落ち込みやすい
□人とコミュニケーションがうまくとれない

□疲れがとれない
□風邪を引きやすい
□腰痛がある
□肌がくすんでいる

これらのうち、思い当たることが５個以上あったら、あなたの呼吸には問題があるかもしれません。

「集中力がないことと呼吸には関連があるの？」「生きる希望と呼吸にいったいどんな関連性があるの？」――そう思った方も多いことでしょう。

たしかに、一見すると呼吸とは結びつかないような項目が並んでいますが、実は呼吸と密接に関係しています。これらの問題は、うまく呼吸ができていないことから生じている不調なのです。

現代の日本人の特徴として、たいへん浅い呼吸になっていることが問題となっています。たとえば、話すプロであるテレビの司会者などアナウンサーを見ていても、多くの人達が息を口から吸って、肩を動かして呼吸しています。息を吸う「スー」という音が聞こえてくることもあります。しかも、息を吸うときに肩が動く人もいます。これは日常的に「胸式呼吸」をする習慣がついてしまっているからです。

話すプロでさえそうなのですから、一般の人々は、なおさら浅い呼吸が習慣化しています。街角を歩いている一般の若者たちを観察していると、呼吸の浅さは顕著です。早口で、「あのね（ハァ）、それでさ（ハァ）、今度ね（ハァ）」というような話し方をする若者が多いのです。もっと大きな呼吸でゆっくり話す人がいてもいいはずですが、そういう人はあまりいません。呼吸が浅いために挙動もせわしなくなり、落ち着きがない印象を受けます。

呼吸が浅いと、精神面にも大きな影響を与えます。代表的なのは、次の8つです。

① 集中力がない
② 落ち着かない
③ 上がりやすい、緊張しやすい
④ リラックスできない
⑤ ストレスを受けやすい
⑥ 不安を感じやすい

⑦ 希望を感じにくい
⑧ 落ち込みやすい

現代の日本人は、浅い呼吸にあえいでいるように思えます。日本では自殺者が年間３万人を超え、大きな社会問題になっています。精神的な問題と呼吸が大きな関係を持っていることが近年わかってきました。

浅い呼吸を続けていれば、必然的に精神に問題を起こします。呼吸を改善すれば精神の問題が軽減し、社会を良くしていくことができるのではないか。そのように考えています。

2 ４つの呼吸術

生きている限り呼吸は休みなく続きます。あまりに当たり前すぎて、呼吸について意識している人はほとんどいないでしょう。

呼吸の方法は、大まかに言って「腹式呼吸」「胸式呼吸」「逆腹式呼吸」「密息」の４種類があります。

これらを区別する最も簡単なポイントは、お腹が膨らんでいるか、へこんでいるかということで

	①腹式呼吸	②胸式呼吸	③逆腹式呼吸	④密息
吸う時	腹が膨らむ	胸が膨らむ	胸が膨らむ 腹がへこむ	腹が膨らむ
吐く時	腹がへこむ	胸が収縮	胸が収縮 腹が膨らむ	腹が膨らんだまま
息の量	多い	少ない	普通	とても多い
安定感（吐く時）	不安定	普通	安定	とても安定
勢い（吐く時）	とても強い	弱い	普通	強い
早さ（吸う時）	遅い	早い	普通	とても早い
鼻の奥の力の抜け方	抜けにくい	抜ける	普通	よく抜ける
響き	300Hz〜800Hz	1kHz〜2kHz	700Hz〜1.5kHz	150Hz〜400Hz 2kHz〜4kHz

す。吸うときにお腹が膨らんでいる、へこんでいる。吐くときにお腹が膨らんでいる、へこんでいる。これらの組み合わせで２×２＝４種類の呼吸法になるわけです。

簡単に言えば、吸う時も吐く時もお腹が膨らんでいるのが「密息」です。吸う時も吐く時もへこんでいるのが「胸式呼吸」。そして、吸う時に膨らんで吐く時にへこむのが「腹式呼吸」。それと逆になるのが「逆腹式呼吸」です。

この４種類の呼吸法の長所、短所を含め説明していきましょう。

①　腹式呼吸

４種類ある呼吸法のなかで最も合理的、自然な方法です。息を吸うとき、肺が膨らんで横隔膜を

①腹式呼吸

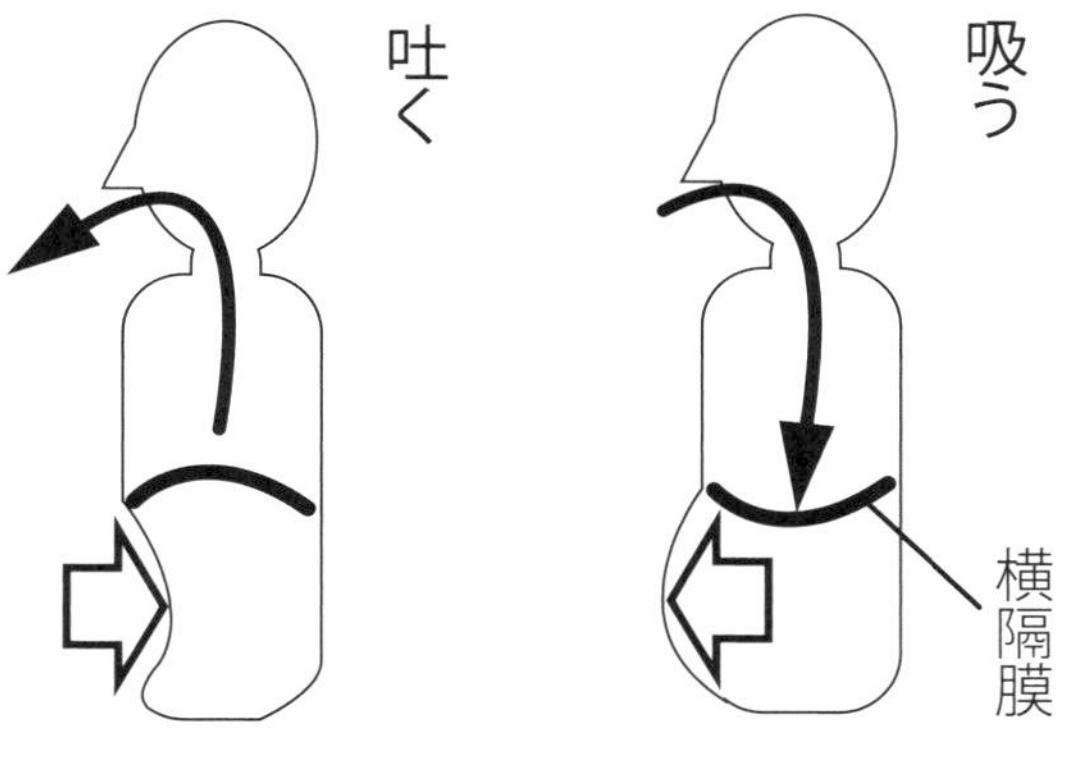

吸うときにお腹を膨らませ、吐くときにお腹をへこませる。

引き下げます。腹部の内臓がグッと押し下げられますから、自然にお腹が外に膨らみます。風船に水を入れたときのように、吸うときにお腹が膨らむのです。逆に、息を吐くときにはお腹をへこませます。内臓が引き上げられ、横隔膜が上がり、肺を押しつぶすようにして息が出ていきます。

腹式呼吸の長所は、吐く時に力を入れやすいことです。当然力が入りやすいので、吐く息に勢いもあります。西洋音楽では腹式呼吸の長所を生かして、歌う時なども「アアアア……」と容易にクレッシェンド（だんだん強く）することができます。クレッシェンドする歌唱法には欠かせない呼吸法です。

腹式呼吸の短所は、三つあります。

一つは、息を吸うのに時間がかかってしまうことです。息を吸う準備段階として、まず腹を膨らませる時間が必

②胸式呼吸

吸うときに胸を膨らませ、吐くときに胸をへこませる。

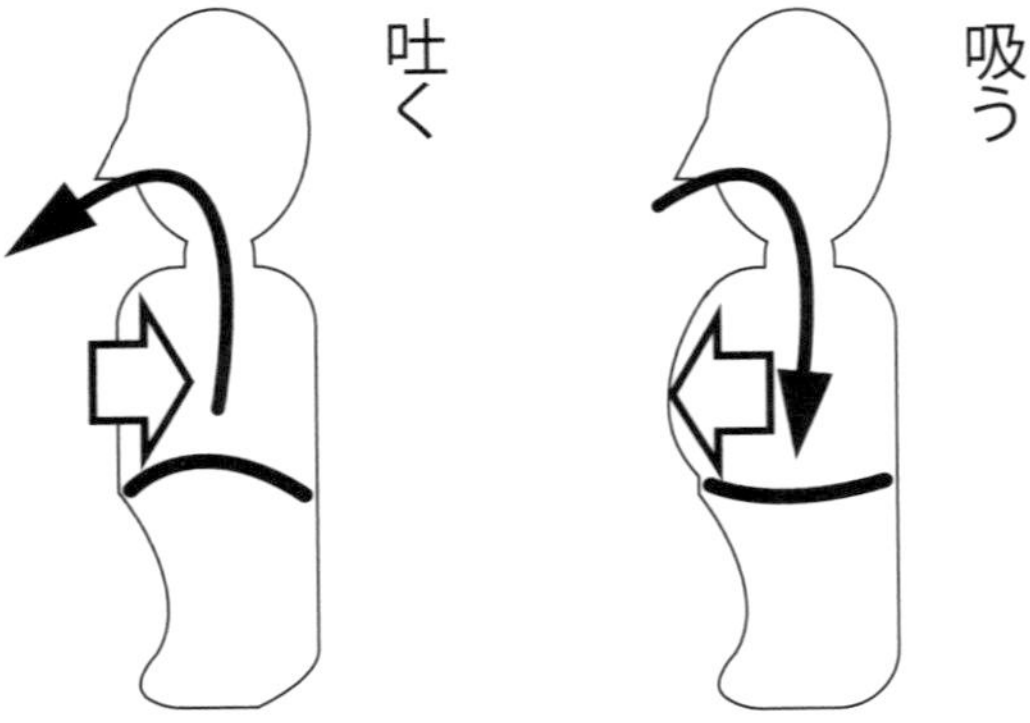

要だからです。

二つめの短所は、呼吸量が少ないことです。一般に、呼吸量が多いと認識されている腹式呼吸です。しかし、骨盤を起こした状態で行う腹式呼吸は、身体全体を薄くしたような状態、横隔膜が下がりきらない状態で呼吸します。したがって呼吸量は少なくなります。一方、「密息」は骨盤を倒して行うため、呼吸量が多くなります。

三つめとしては、腹式呼吸は腹を動かす呼吸法のため、身体がどうしても動いてしまいます。静かに、身体を一定に保つときは邪魔になります。意識の集中の妨げにもなります。たとえば、繊細な技術を要する工芸品の職人などは、腹式呼吸で仕事をしていては、筆や工具を持つ手先が狂ってしまうでしょう。また、継続も困難です。

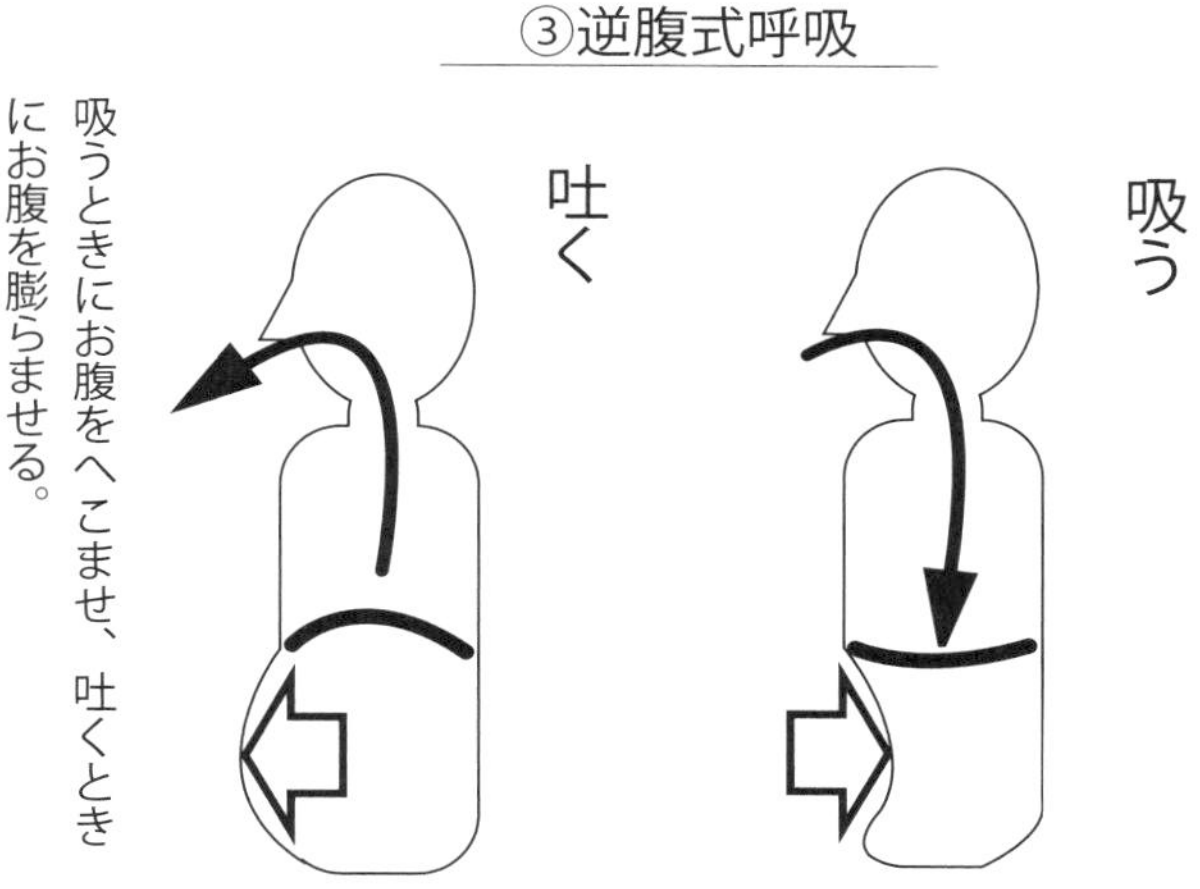
③逆腹式呼吸
吸う
吐く
吸うときにお腹をへこませ、吐くときにお腹を膨らませる。

基本的に腹をへこませた状態で、吸って吐きます。横隔膜は、最も上に上がった状態。ですから、入ってくる空気の量は、腹式呼吸に比べるとかなり少ない。横隔膜を下げないので、吸気の時間が非常に短いのが長所です。それだけに呼吸の量が少ないのは短所と言えるでしょう。胸を動かして呼吸しますから、安定性も良くありません。

③　逆腹式呼吸

腹式呼吸の全く逆を行う、不合理な呼吸法です。一般には使われません。吸う時にお腹をへこませて、吐く時にお腹を「フゥー」と出す。風船ならあり得ない動きです。

わざと内臓を動かして鍛錬するための呼吸法としても知られ、ヨガや気功で実践されているようです。

④密息

吸うときにも吐くときもお腹を膨らませた状態で行う。

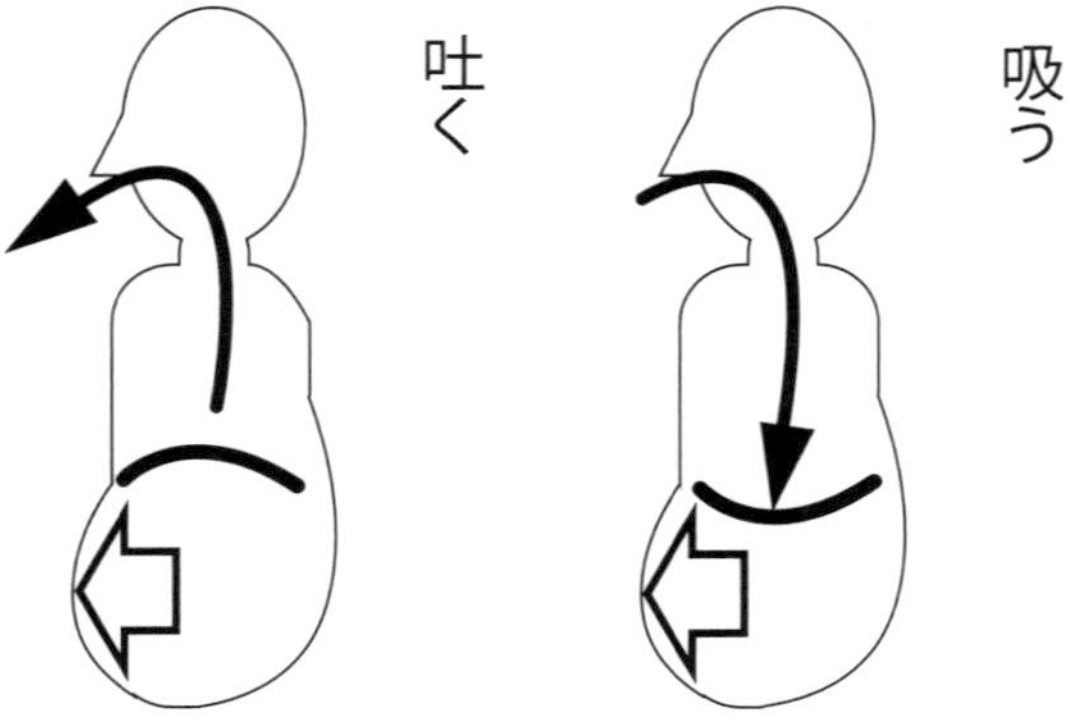

④ 密息

骨盤を倒し、吸うときも吐くときも、腹を膨らませたままで行います。呼吸量が非常に多いのが長所。

短時間で吸うこともできます。

また、吸うときも吐くときも腹を膨らませたままなので、上体を安定させたままの姿勢を保つことが可能。いかにも息をしているというような身体の動きがなくなります。逆に、息をしていないように見えるぐらいです。また短い時間で吸気を行うことが可能です。

身体の安定性が良いだけでなく、呼気量を一定に保つことが容易です。

短所は、クレッシェンドが苦手。吐く時に力を込めにくく、息に勢いが出にくいということです。

基本的には、腹を膨らませた状態というのは吸っている状態です。吸っている状態にもかかわらず、横隔膜の動きだけで吐くわけですから、非常に無理な力がかかります。ですから密息でクラシックの曲を歌おうとしたり、管楽器で演奏しようとすると、なかなか西洋っぽくなりません。

3…危機的な状況にある現代の日本人の「呼吸」

皆さんは普段、ご自分がどんな呼吸をしているか意識したことはありますか？

実際は鼻から吸うのが良いのですが、私の観察では、口で呼吸をしている人がたいへん多いようです。しかも、息を吸うときに「スー」と息を吸い込む音が明らかに出ています。浅い呼吸を何度も繰り返さないと話せない人もいます。

こうなってしまった時の結果としてどんなことが起こるかと言うと、人前に出た時や重要な場面であがりやすくなります。そのため、本来持っているパフォーマンスを発揮することができません。「本番に弱いタイプ」「あがり症」の人の多くは、浅い呼吸が常態化しています。スポーツなら大事な場面に限って呼吸が苦しくなっていい結果を出せなかったり、仕事や勉強でも「ここぞ」というテストや発表であがってしまって、失敗してしまうのです。

4 間違いだらけの西洋流「腹式呼吸」

元々日本人の呼吸は腹式ではなく、吸う時も吐く時も腹を膨らませて行う「密息」と呼ばれるものでした。ただ、この日本人独特の呼吸法は、人々にとってあまりに当たり前なものだったため、その独自性に気づく人はいなかったようです。西洋から「腹式呼吸」のメソッドが入ってきて、検証も考察もないまま、「自分達の呼吸法はおかしい。われわれが間違ってる」と思い込んでしまったのでしょう。正しい西洋に学べということで、西洋の腹式呼吸の実践へと突き進んだのです。

腹式呼吸は、

a　メソッドが確立していた。　b　長所もはっきりしていた。

c　西洋音楽、スポーツなどと共に採用され、具体的であった。

一方、密息は、その存在すら公式には認められておらず、ましてやメソッド、長所、そしてどのような場合に使うかということもはっきりしていなかったので、少しずつ腹式呼吸にとって代わられることとなったのです。

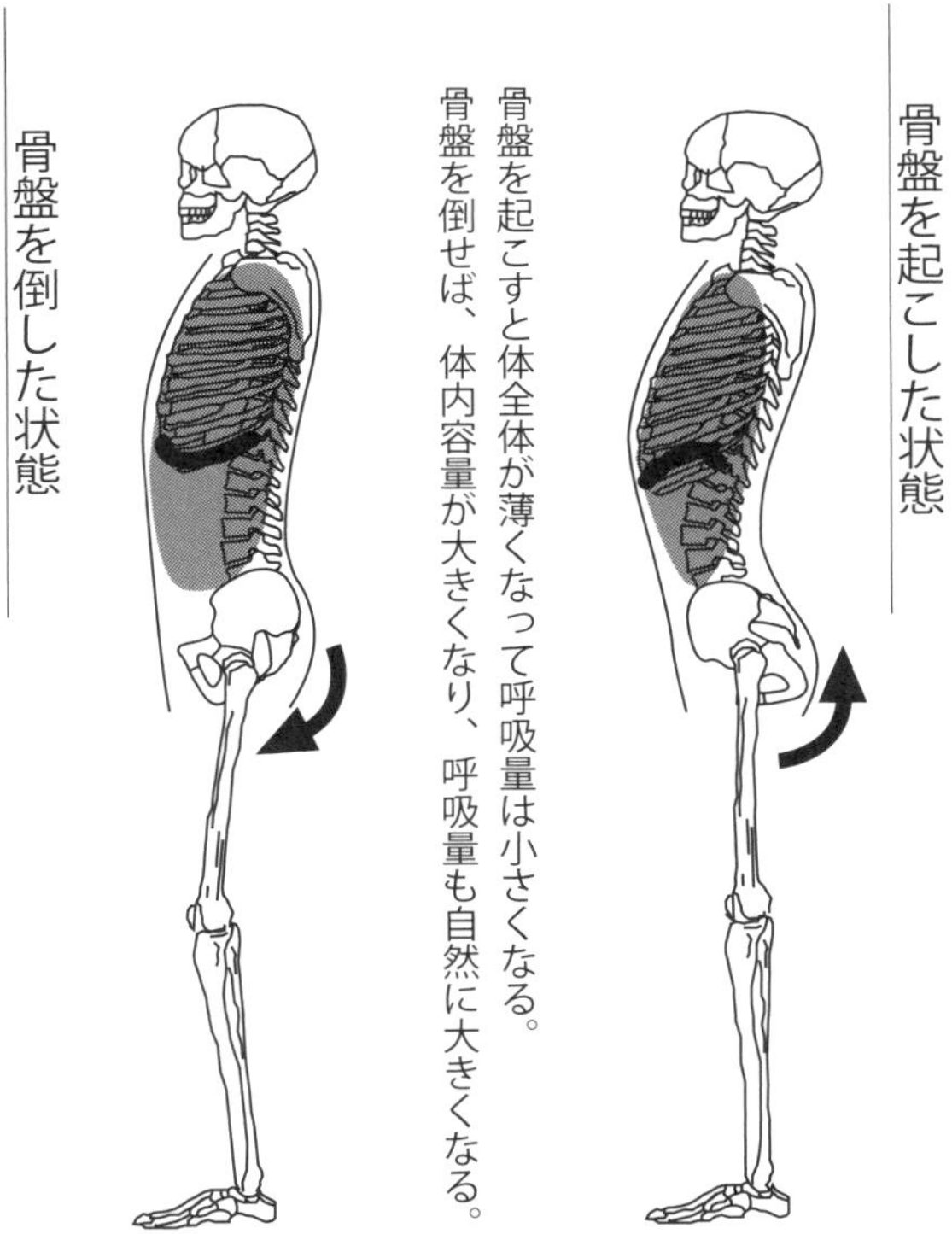

骨盤を起こすと体全体が薄くなって呼吸量は小さくなる。
骨盤を倒せば、体内容量が大きくなり、呼吸量も自然に大きくなる。

第1章で述べたとおり、西洋人と日本人には明らかな姿勢の違いがあります。姿勢が違えば、呼吸の仕方も自ずと違っています。具体的には、西洋人は骨盤が垂直ですが、日本人は骨盤が後傾しています。

姿勢がまったく違う日本人が、西洋人のやり方を真似して腹式呼吸を取り入れてもうまくいきません。西洋人に比べてもともと骨盤が倒れている日本人は、骨盤を起こした姿勢を維持するために強い筋力を使わなければなりません。

骨盤が起きている状態であることと、余分な力が入ってしまうことで、横隔膜が下りなくなります。胸に空気をある程度入れるためには、横隔膜を下ろさければなりません。その横隔膜は、骨盤が倒れていて、腹部の力が抜けていないと下りないのです。吸気の時に、骨盤が起きていて、さらに力が入ると十分に吸うことができないため、結果的に呼吸が浅くなってしまうのです。

そしてもう一つは、日本人は平均的に西洋人ほど身体が大きくないうえに、身体全体のバランスに比べて、胸が厚くはありません。そうすると骨盤を起こした状態では、十分な呼吸量を確保できません。

こういった理由で腹式呼吸ができていないだけでなく、日本人本来の密息という呼吸法も習得していません。中途半端に腹式呼吸を取り入れていく段階で、密息に必要な筋肉が失われていき、結果的に腹式呼吸もできない、密息もできない、浅い胸式呼吸や逆腹式呼吸をおこなっているという現状を生んでいるのです。

5／…… 密息の利点、効果

密息の利点をまとめてみましょう。

姿勢からくる利点、効果についてはお話ししたので、呼吸によるもの、姿勢・呼吸が総合したものについて述べていきます。

まず、1）呼吸量増大、2）短い時間での吸気、3）身体の動きの消失など大きく分けて3つになります。この3つについて、具体的には次のようなものが挙げられます。これらを6～12で解説していきます。

1）呼吸量増大

●脳の活性化
●精神の安定、セロトニン神経、自律神経のバランス
●免疫機能の向上
●疲労回復、皮膚・肌の美化

2）短い時間での吸気

●「間」

3）身体の動きの消失

●さまざまな要素に敏感になる
●横の線、「フォーカスイン／アウト」

6/… 脳の活性化と精神への影響

呼吸量が増えることによって酸素が大量に吸引できますので、脳が活性化します。意識の集中・覚醒が容易になります。身体は全く動いていないけれど、脳内は高速回転している状態です。あたかも「地球ゴマ」のようです。

ということは、試験、スポーツの試合などの前は密息で深い呼吸をすると、脳が活性化し、良い結果を得やすいことになります。

7/… 自律神経、セロトニン神経

次に自律神経への影響です。呼吸は、通常自分の意思ではコントロールできないと言われているこの自律神経の機能を唯一直接自分でコントロールすることができます。「密息」により、深くゆっくり呼吸を行うと、副交感神経が優位になることが知られています。簡単にいうと気持ちが落ち着き、寝つきやすくもなります。この副交感神経は身体をリラックスさせる働きをつかさどっているため、密息をすると、脱力が容易になり、リラックス出来るようになるのです。また、副交感神経が活発になると、脳の前頭前皮質が活性化します。この部分は意志の力を強くするところなので、意志が強く反映されます。

自律神経は、人間の呼吸、脈拍・血流、消化・吸収、免疫機能など、体内の環境を整える様々な機能に働きかけるので、体調やパフォーマンスに大きく影響します。つまり、深い呼吸をすれば自律神経が整い、体内のあらゆる機能が高まり、スポーツ選手ならより良い成績が残せるし、普通の人でも健康的な毎日を過ごせるようになるということです

脳の各部位をネットワークしている「セロトニン神経」というものがあります。人の意識レベルや、希望、元気さ、活発さ、プラス思考、リラックス、不安解消などに関係している神経です。セロトニン神経が弱っている人は、たとえば睡眠不足やうつ病になってしまうことがあります。

とくに日本人は欧米人に比べ、セロトニン神経の受容体が少ないといわれています。もともと狩猟民族である欧米人はセロトニンの受容体が多いと言われています。狩猟民族は危機に遭いやすいため、セロトニン神経が発達していると言われています。穏やかな農耕民族だった日本人は狩猟民族ほどは危機に遭い難いため、セロトニンの受容体が狩猟民族ほど多くないと言われてい

ます。セロトニン神経が、退化しているのです。

ですから我々日本人は、災害などの危機に遭遇したとき、または重大な場面で何かをしなければいけない場面で、不安を感じやすく、強さを発揮しにくいのです。危機に遭遇した時などに、希望・元気を与えてくれるのはセロトニン神経であることがわかっています。

そのセロトニン神経を活性化するためには、やはり深いゆっくりとした呼吸が効果的であると判明してきました。従って危機や重大な場面を乗り越えるためには深くゆっくりとした呼吸が最良の選択と考えられるのです。

まさに「密息」が良いのです。危機に遭遇する武士が、心を落ち着けるために、能などを用いて「密息」を強化していた理由がわかります。

一方、何かストレスが加わると、毛細血管が細くなり、血流が滞ってしまう現象も報告されています。これに対しても、深くゆっくりした呼吸をすると血流が改善されるという報告がありま
す。

「密息」で自律神経、セロトニン神経、血流、を改善し、精神の安定を得、リラックスすることができるのです。

8 免疫機能の向上、疲労回復、皮膚・肌の美化

免疫機能も向上するというのもわかっています。密息をすると自律神経のバランスが整い、それに伴って免疫機能も向上するのです。さらに二酸化炭素を放出し、酸素を取り込み、脳を含め身体の血流が増加することにより、疲労回復、皮膚・肌の美化にも効果があることがわかっています。

まさに密息は、心身ともに健康にしていくのです。

9 密息で瞬時に吸気できるメカニズム

密息では表面的な身体の動きを伴わず、瞬時に大量に吸気します。呼吸に必要な時間が他の呼吸に比べて短縮されます。呼吸のために使うエネルギーや、意識がほんのわずかしかかからないため、意識が研ぎ澄まされます。

では、なぜ瞬時に大量に吸気できるのでしょうか？

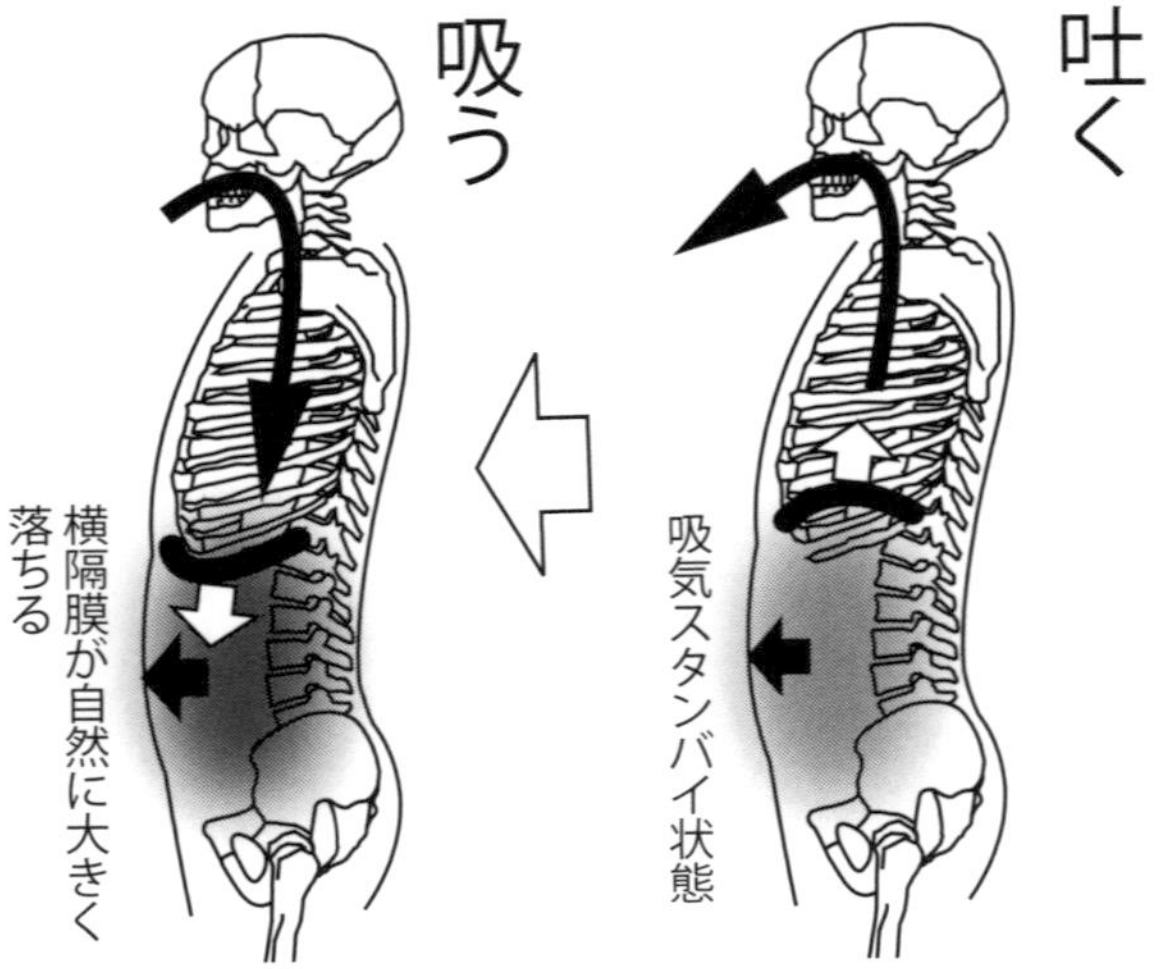

息を吐くときにも腹を張っている密息は、その時すでに吸気スタンバイ状態を作っていることになる。その状態からなら、力を抜くだけで横隔膜が大きく落ち、瞬時に吸気することができる。

一つには、腹を動かさなくてよいため。二つ目は、腹、身体が常に吸った状態にあるので、力を抜けば瞬間的に横隔膜が下に落ちるからです。

人間でも動物でも隙が生まれるのは息を吸っている時間です。その時間が長ければ長いほど、無防備な状態を晒すことになるのです。剣術の果し合いの場面であれば、「隙あり！」と斬り込まれてしまうでしょう。実際に剣術、その他の格闘技は、相手が息を吸い隙ができる時を待っています。ちなみに動物は、四つん這いの状態では、密息になります。

息を吐いているときは、意識が集中できます。たとえば弓道で弓を放つときは息を吐き、弓を引くときは息を吸っています。

日常の場面でも、誰かと会話をしている、プレゼンで発表しているなど話しているときは、息を吐いています。息を吐かなければ声が出ません。吸っているときは話せないのです。音楽にしても楽器を演奏している時間はだいたい息を吐いていますし、サックスやトランペットなどの管楽器、私の演奏している尺八もそうです。吸う時間が短いということは、時間、「間」をコントロールすることができます。これらの種目にとって必須のものとなります。音楽、その他のパフォーマンスにおいて「隙」を作らずにすむのです。

10 密息で身体の動きが止まる

密息では吸っている時も吐いている時も、お腹を膨らませています。身体の動きが静止しているように見えます。身体の内部では横隔膜が動いて、呼吸を行っているのに、身体の外部に動きは表れません。

腹式呼吸や胸式呼吸をしている西洋人の中には、呼吸をしているとき「ハァ、ハァ」と音が漏れている人がいます。以前はその音が背後から聞こえると、「西洋の方が側にいる」とわかったものですが、最近は振り向くと日本人であることが増えました。日本人の呼吸法が、西洋人化しているからでしょう。

呼吸のために、外部に表れるような体動を伴うと、大きなロスとなります。そういった〝ロス〟を限りなくゼロに近くなるまで追究した呼吸が密息だと言えるでしょう。

〝ロス〟を限りなくゼロに近くなるまで追究した結果、合理的な呼吸であるとともに、〝無〟から予兆なくいきなり極大に振れるような体動、感覚と共に、さまざまな日本的な文化が生まれたのです。静止状態から前触れなく突然に繰り出される剣、完全な静寂を切り裂くような尺八の音、白紙に落とされた墨痕、……どれも、この呼吸法と大きな関係があります。

この呼吸法により、日本人は時間、空間、音などを統合した「間」という感覚を作り出し、文化、格闘技などを豊かに繁栄させていったのです。

11 さまざまな要素に敏感になる

身体の動きが消失すると、受信機のノイズが減るので、五感の感度が上昇します。S／N比が良くなるのです。視覚的には、画像の精度が上がり、聴覚的には倍音に対する感度が上がり、嗅覚も同様。世界にもまれな香道があります。味覚も、味を感じる味蕾の数が日本人は多くなっているそうです。また、味だけではなく、舌触り、歯触りを楽しむ習慣も外国には余りみられません。触覚においても様々な生活用品、美術品の触感を楽しむことが、生活の一部となっています。

特筆されるのは、五感を総合した、雰囲気、気配という言葉には表せないものです。第六感と言っても良いかもしれません。特に精霊、霊、異界、死者、死霊、死後の世界に対する感覚も独特のものがあります。外国では死者は、喪失されている、または異なった世界にいると考えられていますが、日本では亡くなった方々と共に生活している感があります。

密息をして生きるということは、このように、五感が常に敏感に働き、さらに様々な気配、亡くなった方々の魂と共に生きるということでもあるのです。

12 〝横〟の線に敏感になる

これはある意味、日本人が古来より密息を行っていたことの証拠の一つとも言えるかもしれません。

密息を行うと、身体の動きが止まり、視覚的に〝横〟の線に対して非常に敏感になります。

腹式呼吸は身体の動きを伴います。とくに縦の動きをもたらします。縦の動きがあると、横の線がとらえ難くなります。横の線が消えてしまうのです。したがって、西洋の絵画、建築には縦

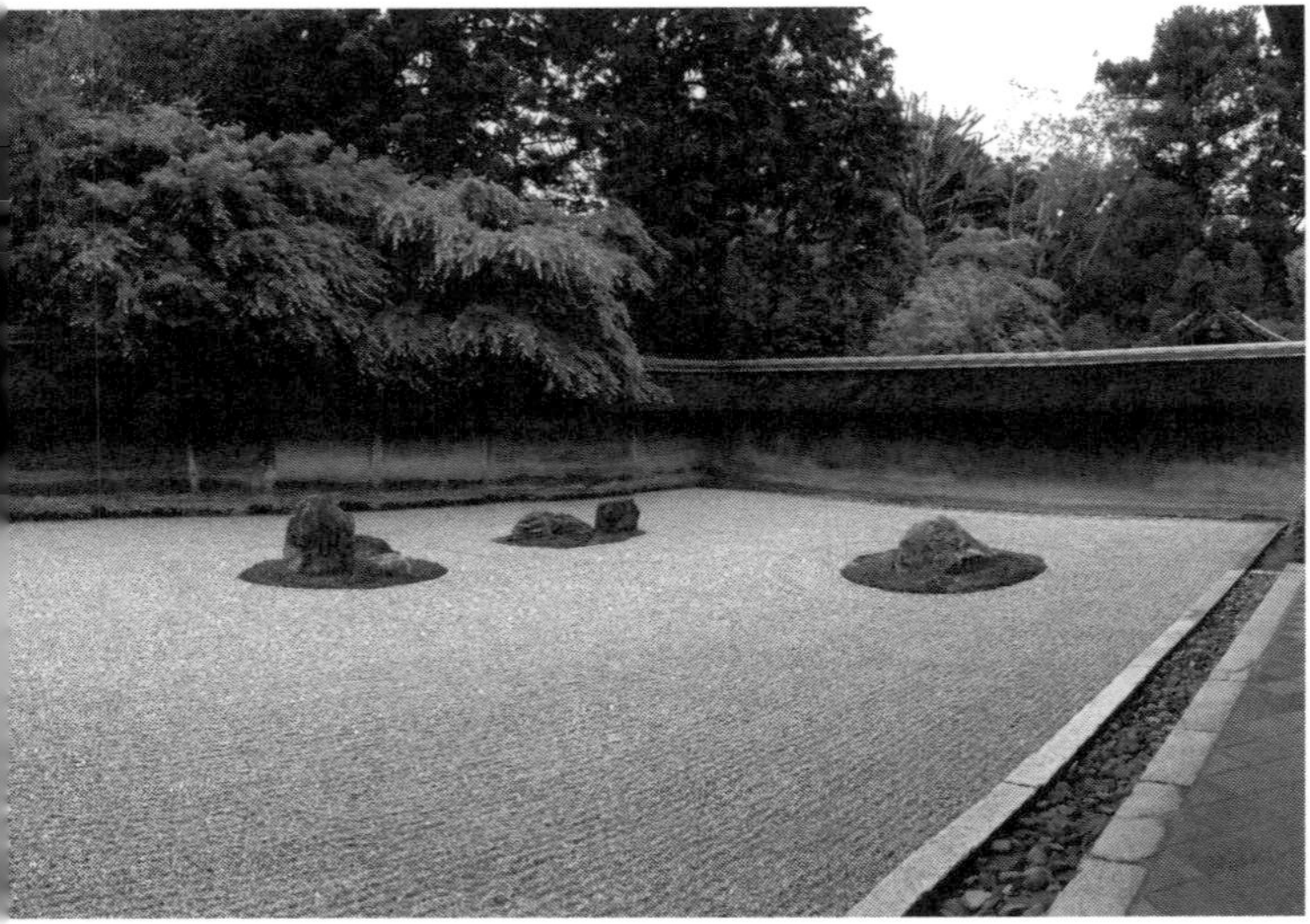

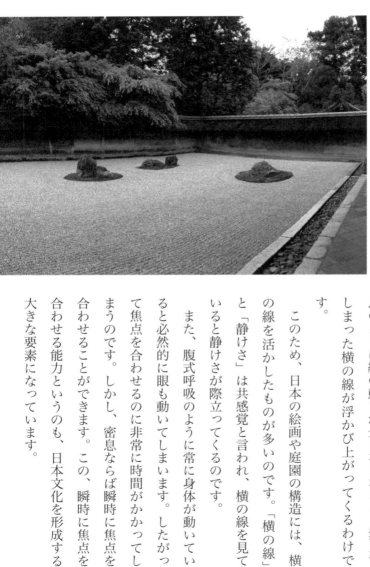

横の線を活かした構造になっていることが多い日本庭園（龍安寺）

の線を活かしたものが多いのです。しかし、密息のように縦の動きが全くなくなると、消えてしまった横の線が浮かび上がってくるわけです。

このため、日本の絵画や庭園の構造には、横の線を活かしたものが多いのです。「横の線」と「静けさ」は共感覚と言われ、横の線を見ていると静けさが際立ってくるのです。

また、腹式呼吸のように常に身体が動いていると必然的に眼も動いてしまいます。したがって焦点を合わせるのに非常に時間がかかってしまうのです。しかし、密息ならば瞬時に焦点を合わせることができます。この、瞬時に焦点を合わせる能力というのも、日本文化を形成する大きな要素になっています。

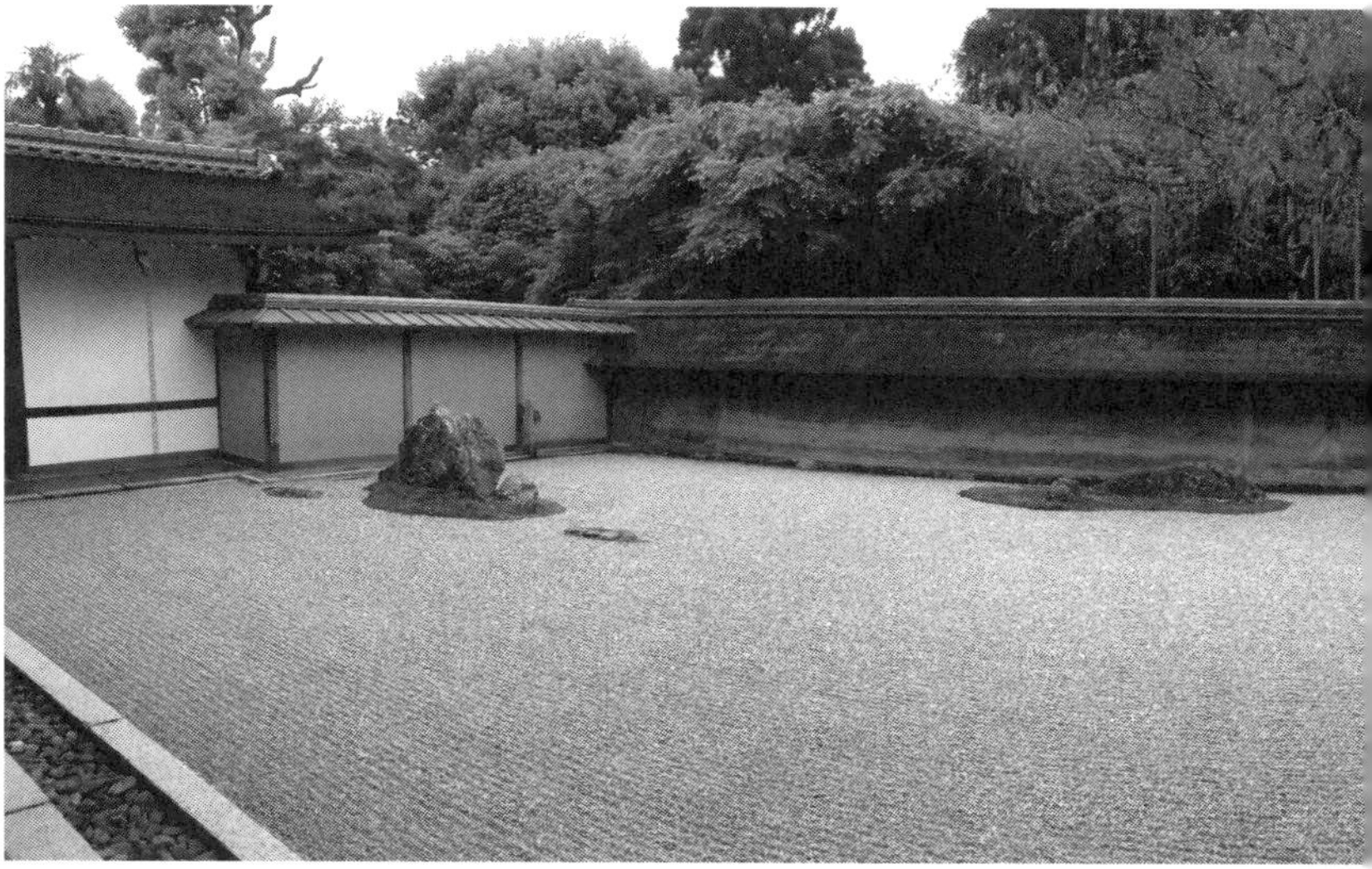

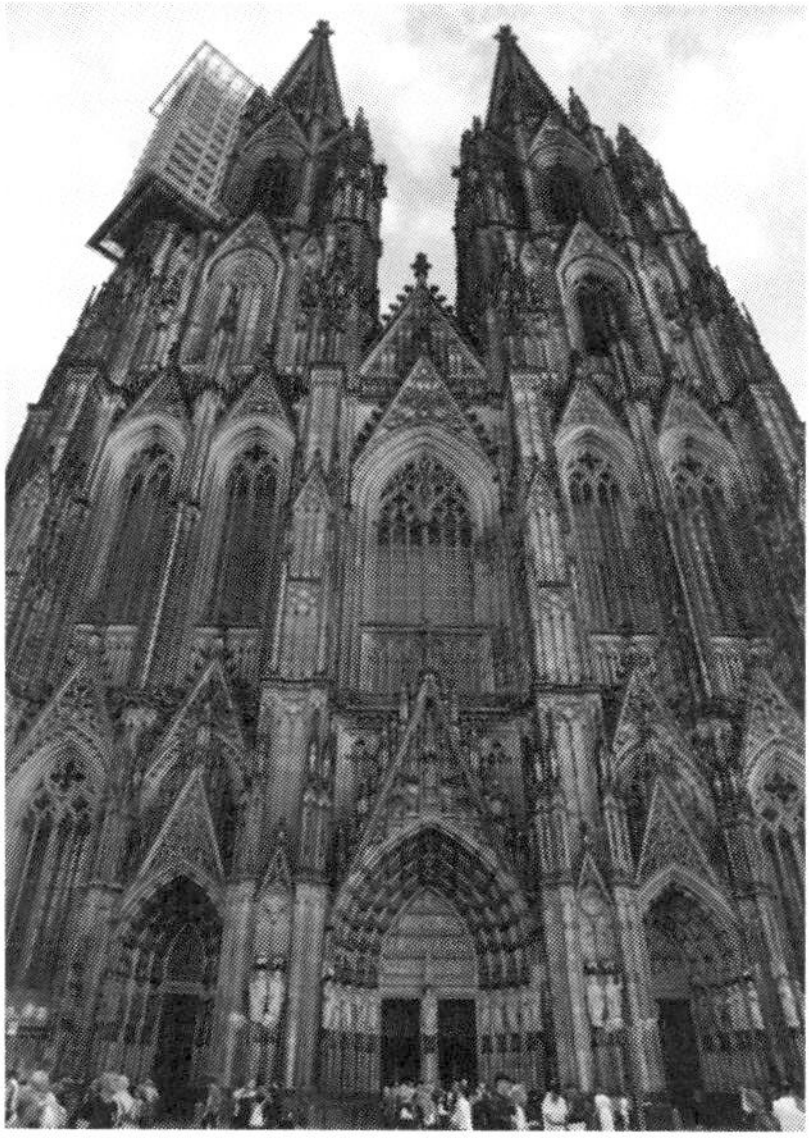

縦の線を活かした西洋建築（ケルン大聖堂）

奥の富士山、手前の侍たち、中間距離の二人の女性、左手奥の建物、と焦点の合わせどころがたくさんある。（前北斎為一『冨嶽三十六景従千住花街眺望ノ不二』国立国会図書館デジタルコレクション）

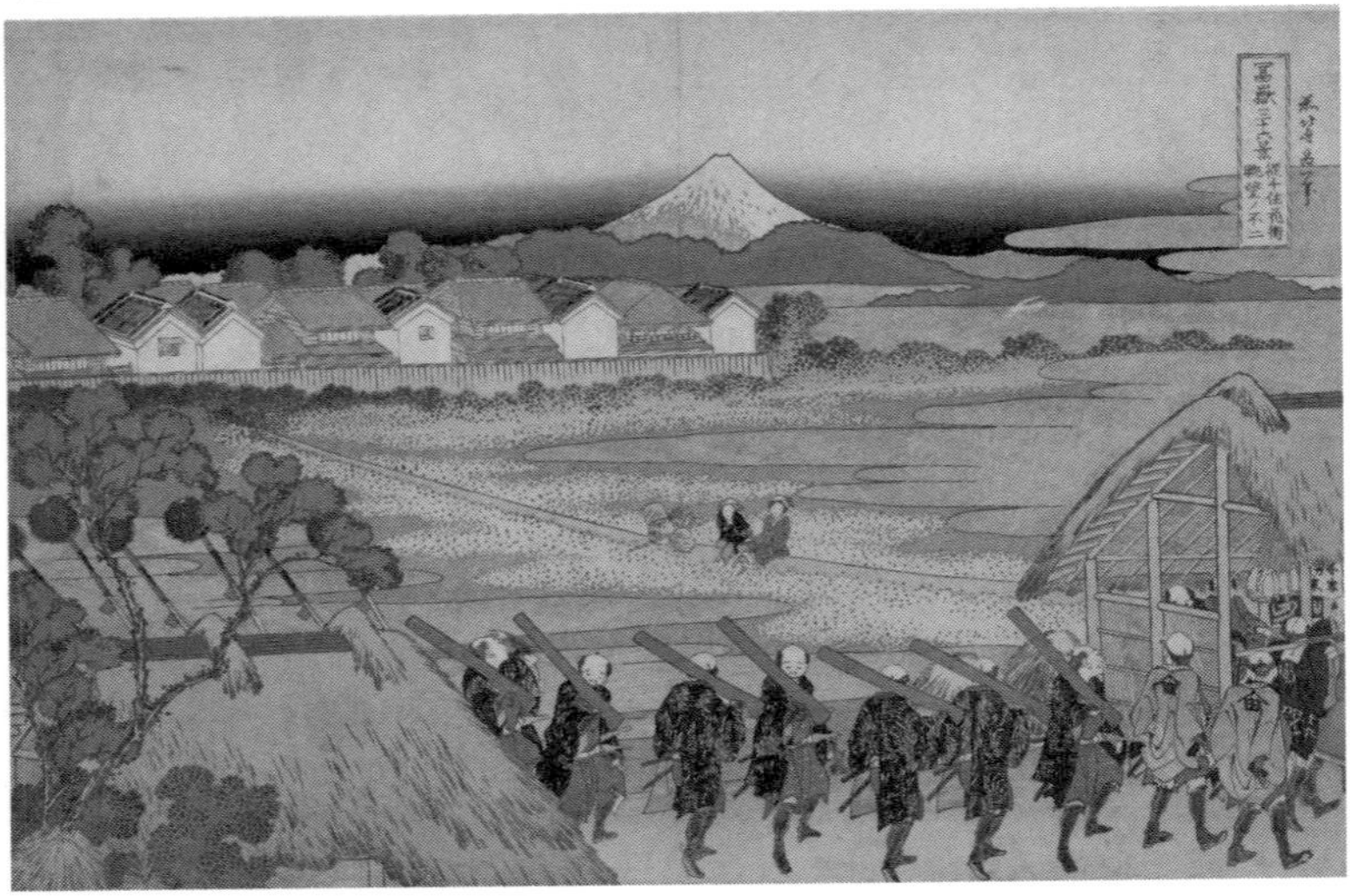

例えば、一つの景色を見ても、近い部分、遠景、また遠くの小さな部分など様々な画像に瞬時に切り替えることができるのです。コンピューターの画像でいえば、「レイヤー」のように、一つの景色から多くの精度の良い画像が短い時間内に得られるのです。

これは、カメラで言えば、三脚に乗せた状態です。上掲は葛飾北斎（前北斎為一）の『冨嶽三十六景』ですが、もちろん富士山は一つの主役として据えられているものではあるのですが、それだけ観ればよいという画ではありません。手前の侍群も気になるし、中間地点にいる二人の女性も気になってきます。そんな風に、部分部分に焦点を合わせ直す。そのような楽しみ方ができるのが日本の絵画の特徴です。これができるのは、「密息」がベースになっているから、という事なのです。

脳科学者の茂木健一郎さんと対談した時に伺った話を一つ。目がキャッチしている視覚情報を動画のコマに置き換えて考えた場合、身体が動いているとブレている画像がたくさん入ってくるのだそうです。そしてトータル何百万枚の画像のうち、ブレているものを全部捨ててしまう。そしてその中のかろうじてブレが少ないものを脳に取り込んで、画像認識として成立させている。それが、三脚に乗せたように身体をピタッと安定させると、全部が有効画像になるそうなのです。何百万枚の画像を全部重ねて、細部までクッキリした画像を脳の中に作る事ができる。高精度の画像なら、局所を拡大するような見方にも耐えられる訳です。まさに密息の時の視覚の状況です。これを私は「フォーカスイン／アウト」が前提の芸術、と呼んでいます。細部の精度が高く、視点を移して、どこを見ても良い状況です。神が細部に宿り、時には従構造が主構造より大事になります。下部構造が上部構造を規定していくというようなことも起こります。

一方、西洋絵画などには、中心となるテーマが明確に示されているものが多いように感じます。主構造の存在が際立っているものが多いのです。

13 「密息」は日本古来の呼吸法だった

なぜこの日本で密息が生まれたのでしょうか。なぜ昔の日本人が、ごく自然に密息を体得、実践できていたのでしょうか。

この理由は、自然、労働、生活の三条件にあります。

日本人がごく当たり前に密息を身につけるようになった最大の要因は、独特の自然条件です。プレートの歪みでできた皺、つまり山脈の上に私たちは暮らしています。したがって日本は国土の75パーセントが山岳地帯です。どこへ行っても山ですから、傾斜のきつい土地がそこかしこにあります。さらに、多湿の気候のため、雨が降ると地面がすぐにぬかるみます。ぬかるんだ地面が晴れてそのまま固まると、地面がでこぼこした状態になってしまいます。

足場が悪いところを歩行するとき、膝を曲げた姿勢にしていなければ、立っていることも歩くこともままなりません。足元が滑ってバランスを崩しそうになったとき、重心を低くしていなければ転んでしまいます。

次に労働条件です。稲作技術が大陸からもたらされ、日本では湿潤な気候を生かして全国で水

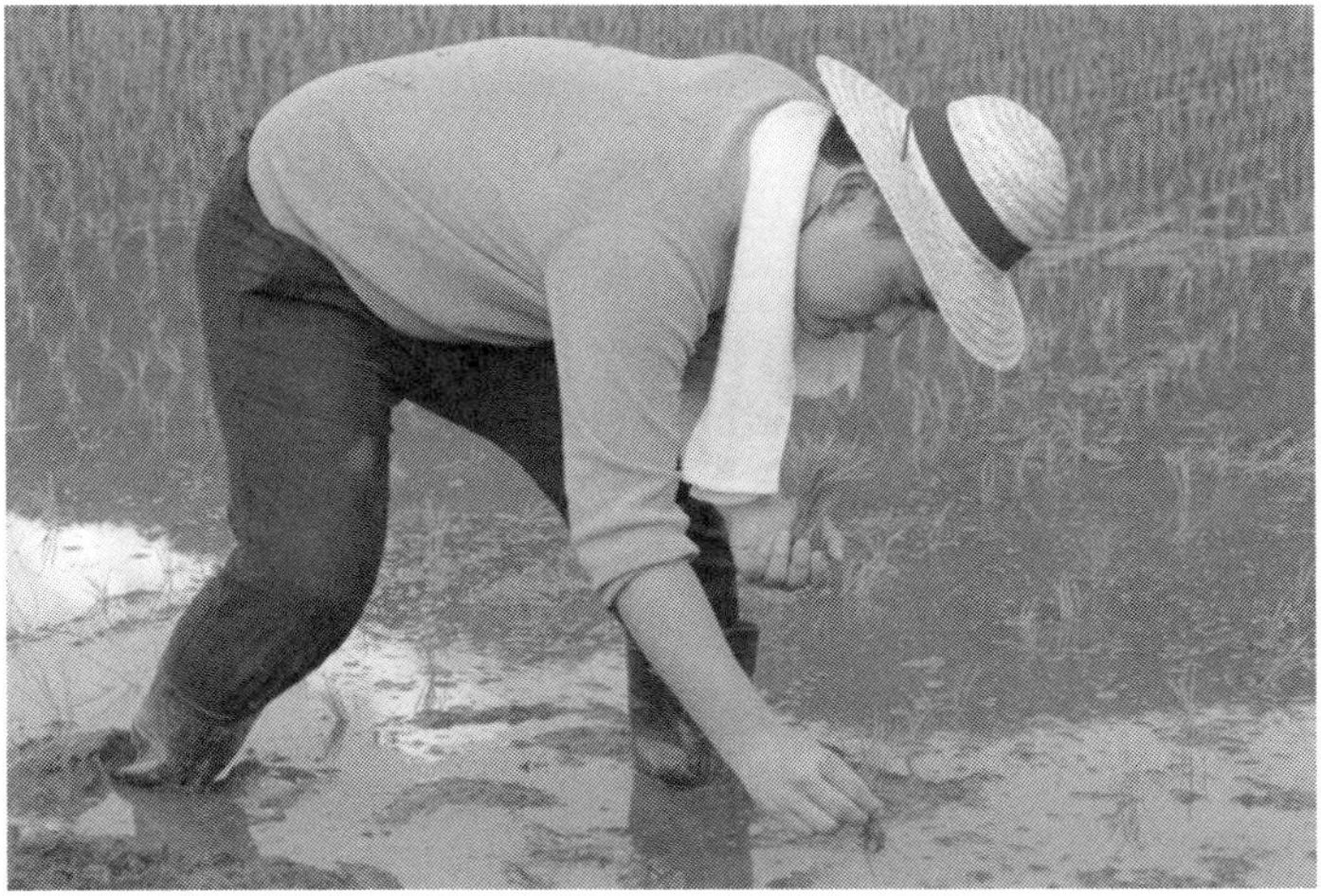

足場の悪い水田での作業では、骨盤を後ろに倒し、膝と腰を曲げる安定姿勢が自然に培われる。

田が開墾されました。田植えをした経験がある方ならお分かりになると思いますが、水田の作業では足腰を踏ん張っていなければ、身体を維持することもできません。田んぼの中を歩き、苗を植える作業を続けるには、やはり骨盤を後ろに倒し、膝と腰を曲げる姿勢をキープする必要があります。こうして足腰が強靭に鍛えられていきました。

似たような状況が、生活条件にも見られます。古来、日本人の生活は板の間、畳に座る文化です。また、椅子に腰掛ける生活ではなかったため、畳（床）に直接座るという動作を日常的におこなってきました。畳に直に座るとなると、骨盤をいつも起こしているよりも、倒している姿勢のほうが楽です。

日本文化と身体の関係に詳しい矢田部英正氏

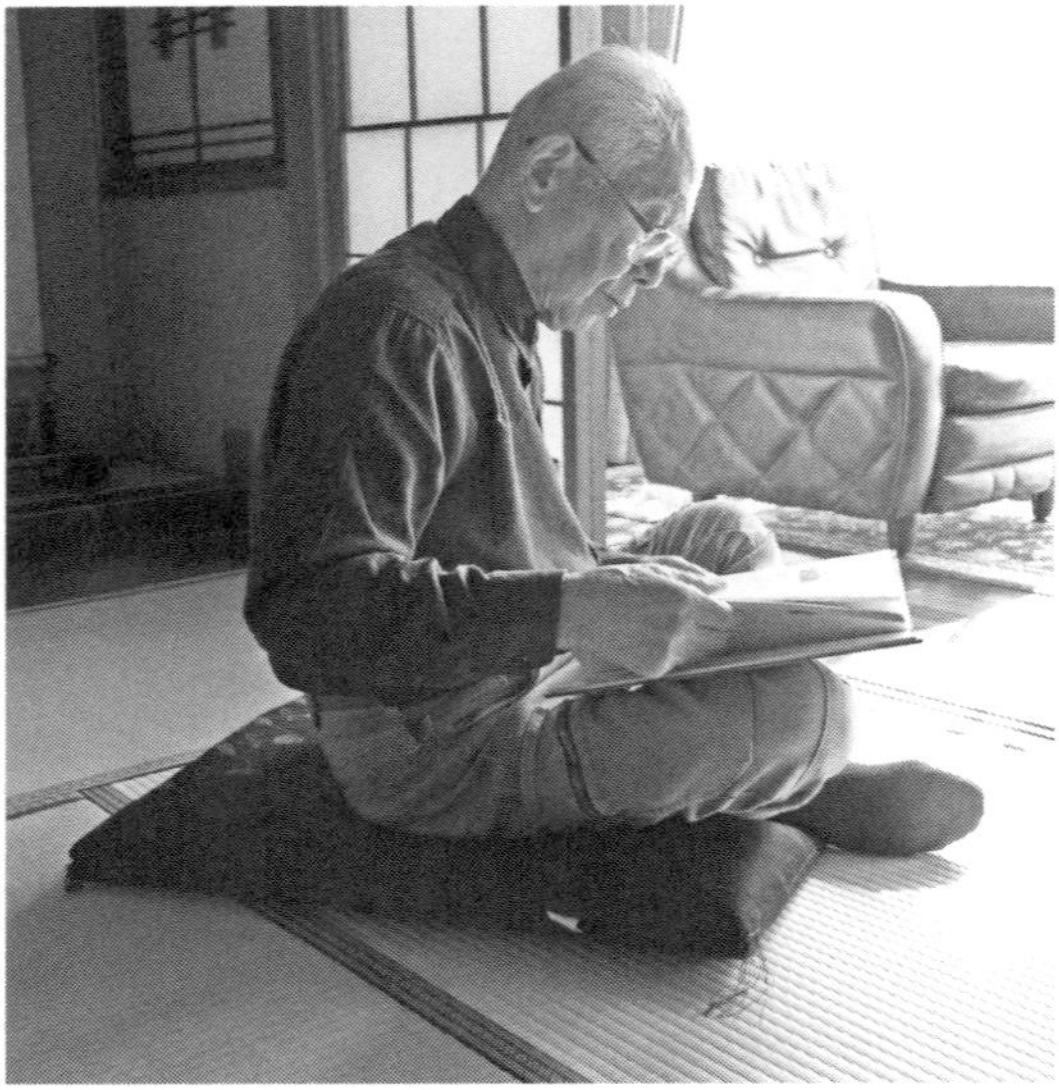

畳の間での生活では骨盤を倒す姿勢が自然。これが日本人の体には深く染み付いている。

が、著書『椅子と日本人のからだ』（晶文社）でこう記しています。

「外来文化の影響を受け易い日本人の気質は、一見今も昔も変わっていないようだけれども、もう少し長いスパンで歴史を見てみると、たとえば大陸との交易が下火になって日本独自の『国風文化』の形成される頃には宮廷でも寺院でも椅子はまったく姿を消して、ほとんどすべての日本人は床坐にもどってしまう。あるいは徳川幕府が鎖国を布いて南蛮貿易が制限されると、室町時代に一部流行していた椅子やベッドはまったく使われなくなり、畳や床の上に直接腰を下ろす生活にもどってしまうのである」

現代の住宅には、和室がない洋間だけの住

宅が少なくありません。直接畳に座る文化は消えかけているとも言えますが、身体は正直です。第1章でも述べましたが、ホームパーティーなどで、最初はソファに腰掛けているけれども、時間が経つと、多くの人がカーペットを敷いた床に直接座ります。欧米のホームパーティーでは見かけない光景です。寛ぎたいときに身体が自然に求める姿勢が、日本古来の床に座る姿勢であるというのは、たいへん興味深いことです。

床に座る生活では、立ったり座ったりする動作を繰り返します。これはスクワット運動を繰り返しているのと同じで、下半身の筋肉が自然に鍛えられます。ちゃぶ台で家族が食事をしていて、「お茶を淹れましょう」「お醤油をとってこなきゃ」などと言って立ったり座ったりを繰り返すうちに、日本人の下半身は鍛えられていきました。

少し話はそれますが、先日、身体運動科学がご専門で東大名誉教授の跡見順子先生にお会いしました。先生は七十代でいらっしゃるのですが、年齢を感じさせないほど、たいへんスタイルがいいのです。

「どうやってその素晴らしい体型を維持していらっしゃるのですか？」とお聞きしたところ、「イスもベッドも処分して、昔の日本人のように床の上で生活しているからかしら」、とおっしゃっていました。

14 日本人の着物文化と身体の秘密

日本人にとって床の上での生活が伝統だとすれば、それにふさわしいのは着物でしょう。洋装が定着する明治～大正の頃まで、日本人はほぼ例外なく帯を締める着物を着ていました。今でも、さまざまな武道の道着は帯を締める構造になっています。

着物の帯は、腰骨を巻くように結びます。そして下腹をしっかりと固定する姿勢が自然です。若い人の中には、着物の帯をベルトのようにお腹に巻くと思っている人も多いのですが、それではたいへん不格好です。そんな若い人たちでも、着物の着方を習い、着慣れていくうちに、だんだん姿が様になってきます。最初はすぐに帯が緩んで着崩れてしまうのですが、4回、5回と着ていくうちに、着崩れなくなります。

それは着慣れて立ち居振舞いがおとなしくなるからではありません。腰骨をしっかり支える帯があることによって、人は自然と腹を張るようになります。これはまさに「密息」の基本となる姿勢に他なりません。簡単に言えば、密息ができてくると着崩れないのです。

着物を着ているとき、帯が緩まないようにするためには、帯の内側から腹でグッと押し、その

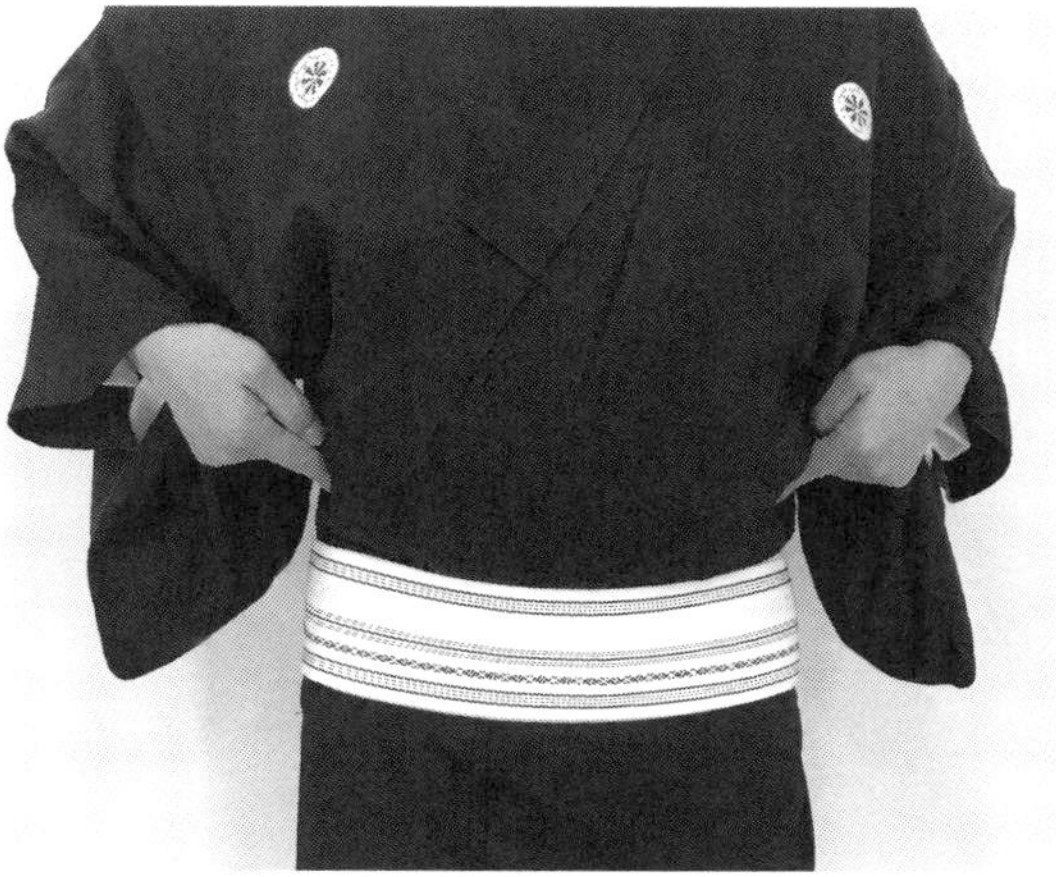

着物や武道の道着は腰骨を巻くように帯を締める。巻いた部分に内側からの張りがないとすぐに着崩れてしまう。写真で指差しているところが骨盤の一番上で、それよりも下に帯を巻いている。

間に着物を挟むようにします。帯と腹で着物を挟むのです。ところが若い人や、外国人に着物を着せると、彼らは腹式呼吸主体なので、呼吸によって、着物がずれてしまうのです。

また、剣の極意を記した宮本武蔵の『五輪書』には、次のような記述があります。

「腰のかゞまざるやうに腹をはり、くさびをしむるといひて、脇差（わきざし）のさやに腹をもたせて、帯のくつろがざるやうに、くさびをしむるといふおしへあり。」

（『五輪書』水之巻「兵法の身なりの事」より）

「帯のくつろがざるやうに」というのは、帯がゆるまないように、という事です。戦いにおける理想的な身体の状態として武蔵は〝腹を張る〟ことを示していました。「密息」である事を、求めていたと考えられます。

腹を膨らませた状態であると、必然的に密息になります。したがって着物を着ているということは、密息であるということです。ここから、江戸時代は、全員が密息をしていたと考えられます。

帯を身につけるときは、腹を張り、膨らませて、腹と帯で着物を挟み、着崩れを防ぐことが必要です。これに対して洋服のベルトは、腰骨より小さい輪を作り、腰骨より下に行くのを止めるものです。

日本人が密息を体得できていた文化的な背景を、自然、労働、生活から考察してきましたが、こうして見ていくと、いかに現代から日本の伝統的なライフスタイルが失われていることかと、愕然としてしまいます。

第3章

尺八と呼吸開発

～循環呼吸法の体得

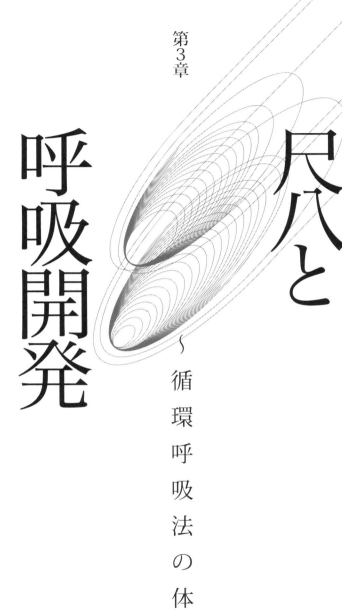

1 虚無僧尺八

私が演奏しているのは「虚無僧尺八」と呼ばれるもので、江戸時代に浪人たちが武士をやめて「普化宗《ふけ》」という禅の宗派を名乗り、始めたものです。この宗派では、経を読む代わり、坐禅をする代わりに尺八を吹きます。つまり、エンターテインメントというよりは修行の一環として始まっている音楽なのです。

自己と向き合い、自己を見つめる、という面が非常に多くあります。ただし、虚無僧尺八というのはそもそも江戸の世になり、全体の半数が失業した武士たちが生活を維持するために生まれたものなのです。普化宗では、自分たちしか尺八を吹いてはいけないなどといった勝手な掟書《おきてがき》を作って幕府に申請しました。幕府はこれを通さないと半数の武士たちが食えなくなる、と黙認したのです。

結果、最初は町人たちは吹きにくい。そうすると虚無僧たちの希少価値は上がって、町人たちから「ぜひ演奏してください」「お金を払います」という事にもなってきました。修行のためだけでなく、人に聴かせるという性格も帯びてくる訳です。

目指すところは悟りですが、それを、良い音を目指し、追究していく中で近づいていく、という考え方があったと思います。そのうち、世間的には雑音とされている音も良いではないか、「無音」も一つの表現ではないか、といったようにさまざまな価値観が加わってきます。

最初は「只管打坐《しかんたざ》」の如く〝ただ吹く〟という事をやります。

仏教の修行では戒定慧《かいじょうえ》と言われている事ですが、最初の段階は戒めを守る。次の「定」は意味合いとしては三昧《ざんまい》（心が集中して安定した状態）という事で、外界と自分の世界の境界がなくなる感覚の段階です。第三段階は、自分も世界も超えて、深い大きな智慧を得る、という境地です。これが悟りの最終段階と言われています。尺八もその境地を目指していきます。

最初はいろいろな戒めを守り、曲は譜面に書いてる通りに吹く。そのうち、吹いているのか吹いていないのかわからないような、そんな状況を目指す。音が出てるか出てないか、音楽なのか音楽でないのか、それらが混沌とした、もう一つ上の世界を目指す。次にはそれすらも超えて、音楽も世界も超えた上に深い智慧を得る。そういった所を虚無僧たちは目指したのだと考えられます。

そういった側面を持ちながら、エンターテインメント性も備えていなければならない。とても特殊な進歩、技術追究がなされていったと思います。

おそらくその頃としては、尺八の奏でるメロディーを追って、ああ、いいメロディーだな、きれいなメロディーだな、と感じるよりは、今の我々の言葉で言うと音響の〝環境〟を作り出す、そういう音楽だったのかと思います。

例えば、一つのメロディを演奏すれば、それがきれいかそうでないかという話になりますけど、演歌の歌手とかロックの歌手とかがその人の声色で歌えば、メロディよりもその時の音響の環境がどんな状況で押し寄せてくるのか、という問題が重要になってきます。普通に音楽を聴いたときは、悲しそうとか、楽しそうなど、シンプルに受取ります。しかし、ある種の音楽を聴いたときには、苦しいのか悲しいのか、あるいは希望に満ちてるのか、それすらもわからないけれど、私たちにとっては何か特殊な音響の環境に放り込まれ、思わぬ感覚に襲われたりする訳です。虚無僧音楽はそんな所を目指してきたのかな、と思います。

例えば、お寺の中で仏像があって、その前で一人で吹く、などという場合、そのような感じになります。誰に聴かせる訳でもないので、そこで自分の「悲しさ」を訴えても、何にもならない。しかし、何か、仏の環境に身を置きたいとか、または、環境との一体感を得たいというような、そんな気持ちが出てきます。それが虚無僧尺八です。

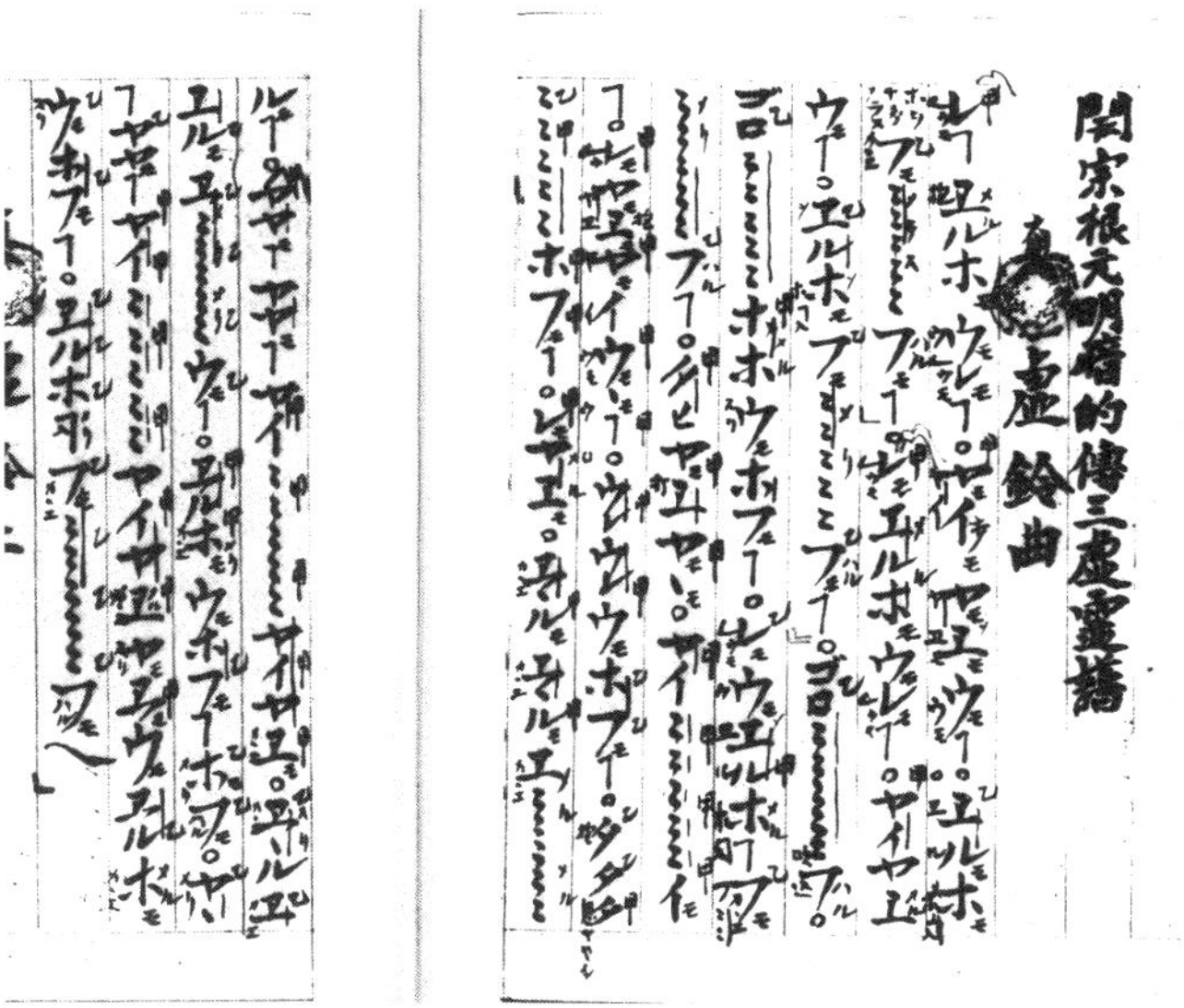

尺八の楽譜。〃押さえ方〃が「フホウエヤ」というカタカナで記されており、〃音の高さ〃の記載はない。

2 日本人は音の高さより音色に敏感

上掲写真は尺八の楽譜です。知らない人には読みにくいと思いますが、ここには〃押さえ方〃だけが「フホウエヤ」といったカタカナで記されており、〃音の高さ〃は記されていないのです。

尺八は、長さの違いがあり、長いものほど低い音になります。長い尺八でこの楽譜を吹いた時と、短い尺八で吹いた時とでは、音の高さが違ってくる、という事になります。いわゆる西洋音楽の「五線譜」と大きく質を異にしているところです。

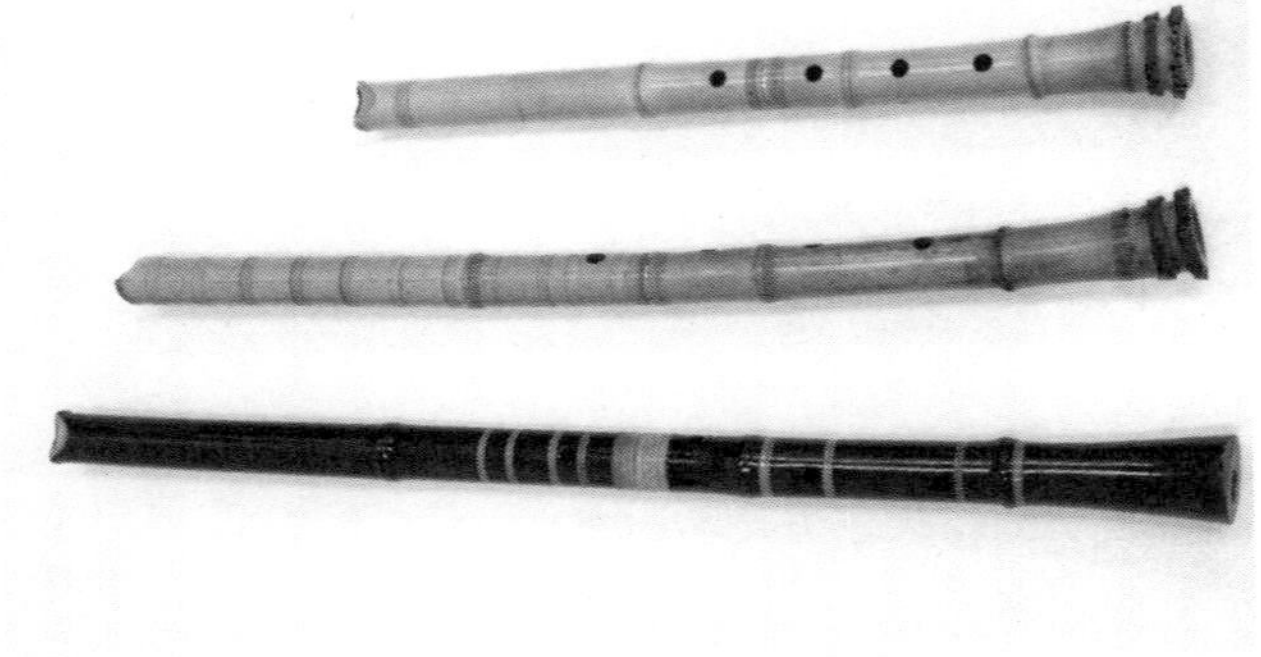

さまざまな長さの尺八。一番上がスタンダードな「一尺八寸」。以下、「二尺四寸」「二尺七寸」。長いほど低い音になる。

つまり、尺八の楽譜は、「この高さの音を吹きなさい」という事よりも「この指使いをしなさい」という事を重視している訳です。

尺八は、口の加減で少し音高を下げるような吹き方もできます。それを使って、同じ高さのメロディーを異なった指使いで吹く事もできますが、これにより大きな違いを生み出すことができます。こういったところにこだわるのが日本人の感覚です。

日本人は音の高さよりも音色の方に敏感な民族と言えます。どのような音を追究していたのか、という事については、〝枯れた葦に風が吹いて鳴る音が至上の音〟だというふうに言われます。まさに〝環境〟ですね。多分、実際にそういうものが音を鳴らしているのを耳にして、それを切って、息を吹きかけ、穴をあけて、少しずつ確立していったのだと考えられます。

風を再現しようとしていた訳です。

3 永続音への希求

糸のように繊細に、どこまでもどこまでも鳴り続ける音が尺八で出せたら……そんな思いがありました。しかしそんな事はできません。できたらすごい事です。

バイオリンなど、弓で弾く弦楽器ならば弓を往復させ続ければ、一定の音を永続的に鳴らし続ける事ができます。けれども、尺八や息で鳴らすさまざまな管楽器は、息継ぎ時に必ず音が切れてしまう、という宿命を背負っています。

管楽器奏者なら誰でも「もう少し息があったら」という事を思う経験をします。ずっと息を吐き続ける事は、誰にもできないのですから。

しかし、それでも、何としても永続音を手に入れたい。その希求が「循環呼吸法」を生み出しました。

これは、呼気が途切れる際に頬の力で吐きつつ鼻から吸う、というもので、管楽器の世界では多くの使い手がいます。

私もこれを練習しました。しかし上手くいきません。尺八は口の形で音をコントロールする楽

循環呼吸法１（一般型）

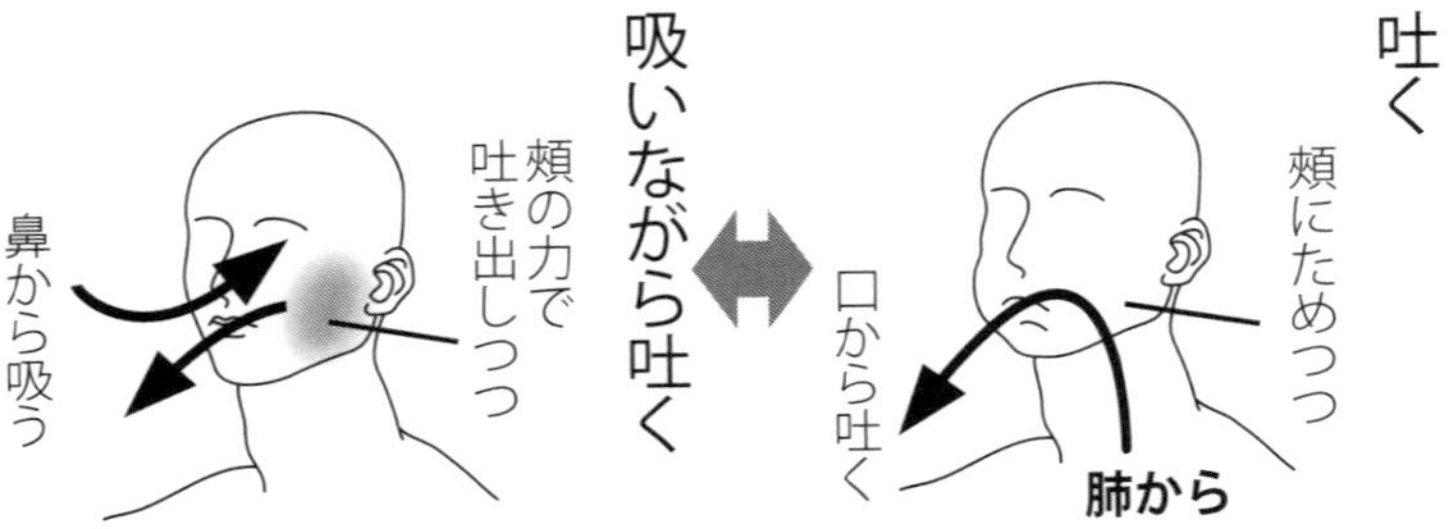

循環呼吸トレーニング法

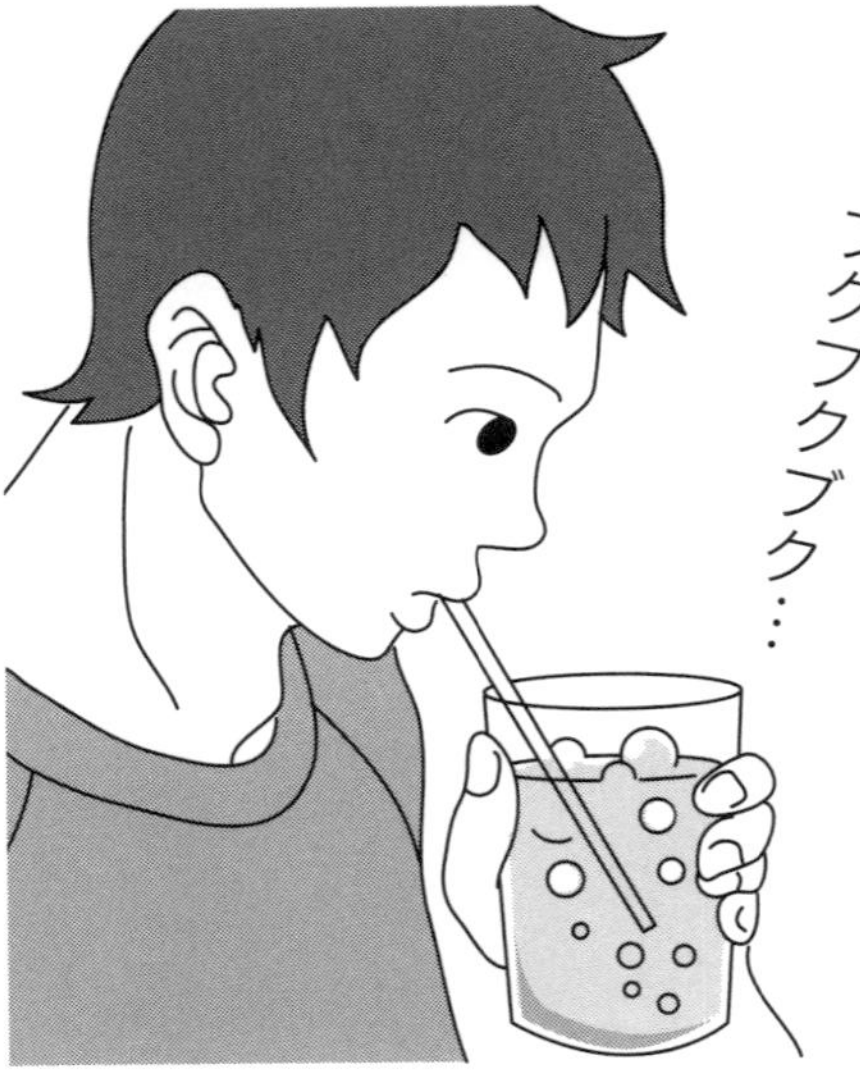

水を入れたコップに息を吹き込み続ける。
頬による呼気と鼻からの吸気が同時にできれば〝ブクブク〟が途切れない。
力が入っていると鼻からの吸気がスッと入ってこないので、まずは脱力がポイント。

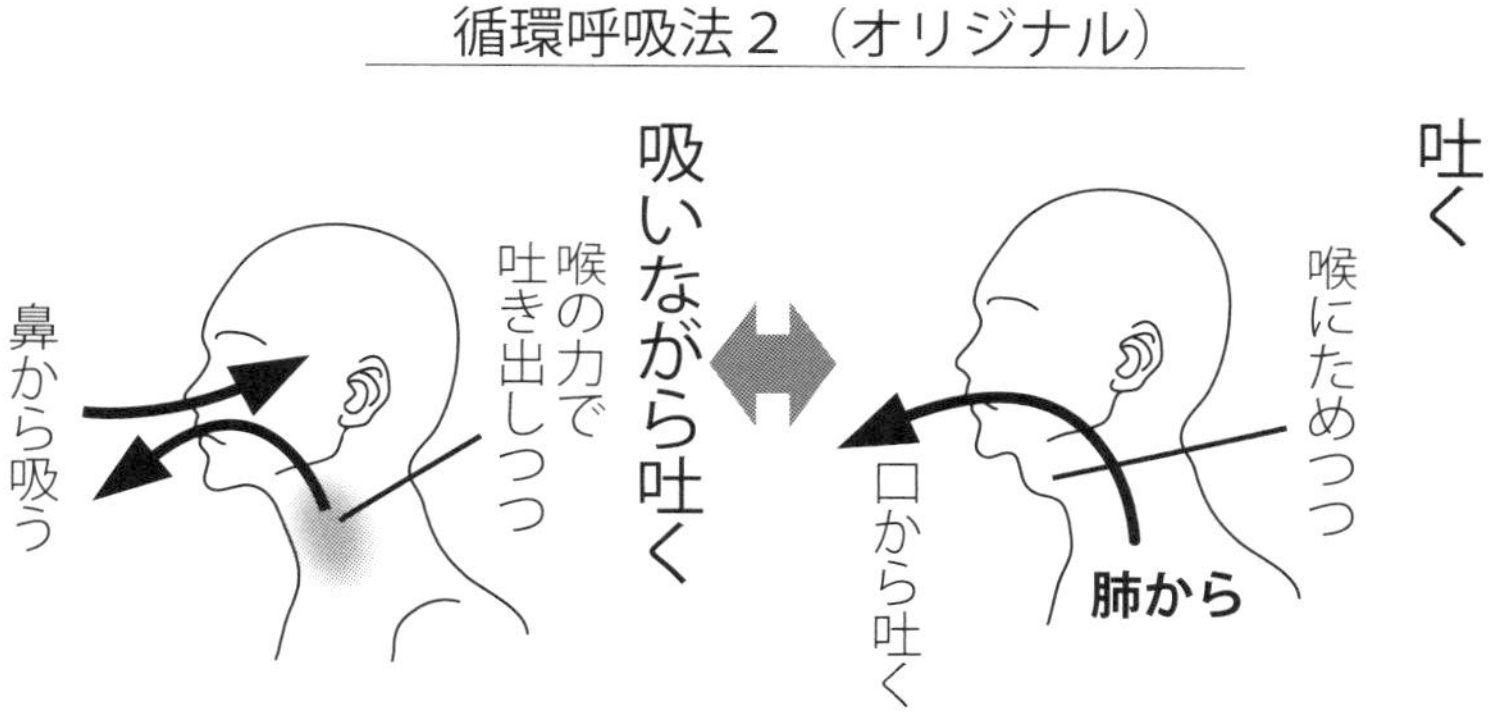

器なので、頬を使うとその動きが音のゆらぎとして現れてしまうのです。

循環呼吸法はオーボエなどの少量の息で鳴らせるリード楽器やトランペット等には使えるけれども、尺八には不向きと言われていました。

世界的に有名な循環呼吸の使い手である、サックスプレイヤーのネッド・ローゼンバーグ氏には、「尺八は循環呼吸を使う上では世界で一番難しい楽器だ」と言われてしまいました。

毎日、いろいろな事を試しました。どこにも教科書はなく、最初の発明みたいなものなので。とにかく、毎日、必ずやろうと思いました。それが自分の「行」だと思って。そうしたら、少しずつ形を現しました。カエルのように喉を使う事を思いついたのです。舌の脇あたりに空気が少しずつ入る。それを押し出す事もできる。

とにかく口のあたりが動いてしまうと、それが音に影響してしまう訳ですから、そういった表面的な動きをなくしていく事との戦いでした。

4…〝無拍子〟の世界

虚無僧尺八の基本的な曲では、ほとんど拍子がありません、これも大きな特色の一つです。これは、世界の音楽を見てみても、あまり多くありません。

「拍子」というのは、武術の世界ではとてもよく使われるキーワードです。先にも引用させていただいた『五輪書』にはこのように記されています。

「敵の太刀、ひかん、はづさん、うたんと思ふ心のなきうちを打つ拍子、是《これ》一《ひとつ》拍《ひょう》子《し》也《なり》。」
(『五輪書』水之巻「敵を打つに、一拍子の打の事」より)

引こう、はずそう、打とう、という予兆があっての打ちは二拍子、三拍子であって、そうではなく、何の予兆もなくいきなり繰り出される一撃、それを「一拍子」として求めている訳です。

「敵のおもひよらざる拍子をもつて、空《くう》の拍子を知恵の拍子より発して勝つ所也。」
（『五輪書』地之巻「兵法の拍子の事」より）

そして究極的には、いつ打ち出されたかもわからないような、無拍子に至ります。相手を凌駕するには、規則性があると読まれやすい。そうすると、速さよりもむしろ不規則性の方をとっていく訳です。最終的には、静寂に身を置き、相手が動いた瞬間にいきなりズバッと斬る、という次元になっていきます。

尺八も、昔の曲だと一定の速さで拍子があるものが多かったのですが、速くなったり遅くなったりするようになって、しまいには拍子がなくなってくる。そうすると、手の中で音を微妙にズラすといった事が少しずつ現前していくのです。最終的に無拍子の中で微妙な音色の変化を表現する音楽になっていきます。

音楽でも武術でも、いやそれのみならず人間関係のなすさまざまな場面で「呼吸を合わせる」「呼吸をはずす」などという事を言います。〝呼吸〟を〝拍子〟と言ってもよさそうです。

ここをなぜ〝呼吸〟と言うかというと、結局、「間《ま》」を統御し、かつ乱すものは呼吸なのです。

例えば、宮本武蔵が敵と共に動かず隙をうかがっていたとすれば、その間で必ず息を吸わなければなりません。

息を吐いている時は人間は、感覚も研ぎ澄まされていて、鋭敏になります。ところが、息を吸う時には、感覚も鈍くなり、反射スピード、運動能力も落ちます。

息をたっぷり吸おうと思えば、力も抜かなければならない。そうすると、もしその時に剣を振るという事が起きた場合、大変な事になってしまう訳です。長い時間鋭敏になって、いざ事が起こったら、すべて完璧に行える準備ができているにも関わらず、息を吸うとなったら、それらが一瞬、崩壊、再び元に戻す、という事をやらなければならないのです。相手の隙を狙うには、相手の息を吸う所を狙えばいい。その息を吸う時の身体の変化をいかに見せないか、というところが大きな要因になってきます。

〝波〟が表面化してはならない、という事です。

上手い人は、ふうーって吐いていて、スッと、非常に短い時間で吸う。しかも身体が動かない。しかし、深く吸う。その3つを同時に行う訳です。それが恐らく、剣術で勝つための、非常に大きな要因だったと考えられます。

表面的には無呼吸、無拍子のごとく静穏。その中で、極細な〝点〟のごとき吸気があり、〝破竹〃のごとき動きが発せられる。
おしなべて、日本の文化で追究されているものはこの「間」です。
それ自体がまさに「密息」なのです。

第4章

「密息」をマスターしよう

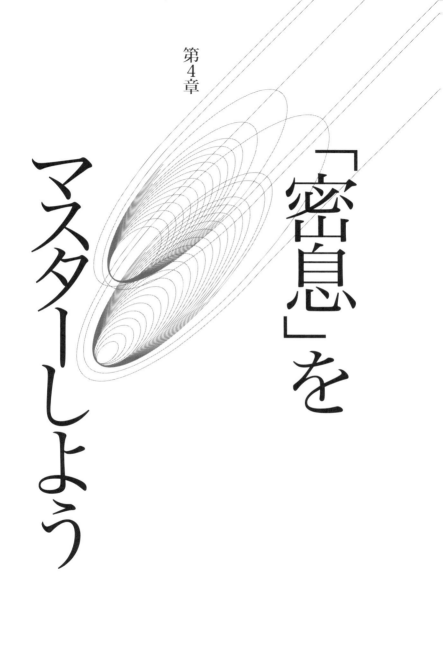

密息とは？

ここまでお読みいただいたら、おそらく「密息」がどういうものかつかめてきているのではないかと思いますが、いよいよ実際にマスターしていただくにあたって、ポイントをまとめておきたいと思います。

ポイント1　古来からの日本人の基本姿勢である〝骨盤を後方へ倒した状態〟で行う。

これによって体勢が安定し、全身の力が抜けやすくなります。また、呼吸器が〝大容量状態〟になります。

ポイント2　常にお腹を張った状態で行う。

横隔膜が落ちやすい、〝吸気スタンバイ状態〟を作ります。

ポイント3　表面的には身体を動かさず、体の〝中〟だけで呼吸を行う。

主に横隔膜の上下のみで吸呼気を行います。

ポイント4　吸気は横隔膜を落とす事によって瞬間的に大きく行う。

脱力できていれば横隔膜は落とす事ができ、それだけで、頑張る事なく大量の吸気を瞬間的に行う事ができます。

日本人本来の呼吸を〝取り戻す〟と考えれば、何も難しいことはありません。
今までまったくやってなかった方法を体得するのだと考えれば、ある種の難しさはあります。
以下に初級編から中級、上級編と段階を追って進めていきますので、ぜひ行ってみて下さい。

◎初級編

初級1／…座り方

江戸時代の人々と私たちとを比べると、体格も違えば、食習慣や生活習慣もまったく異なります。日本人の身体は日本固有の風土のなかで形づくられていくわけですが、「骨盤を後ろに倒す」姿勢が当たり前だった江戸時代と、現代の私たちの間には大きな隔たりがあります。ただ、江戸時代の人々そっくりにする必要はありません。骨盤が大きく倒れていないのが当たり前になっている現代人にも、無理なく密息を取り入れることは可能です。まずは初級編として、これからお話しすることをマスターしてみてください。

脚は開かない。腿が平行。膝にげんこつ1つ分入る程度。膝は90度。つま先は、前方か、やや内側を向くように。

座り方

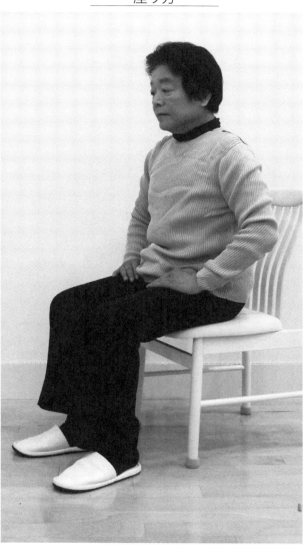

脚は開かず腿が平行になるように。両膝の間はげんこつ1つ分入る程度。膝は90度。つま先は前方かやや内側を向くように。

まずは姿勢についてです。イスに腰かけた状態で始めるのがよいでしょう。椅子の座面の前半分に座ります。あとで骨盤を倒す練習をしていきますが、骨盤を倒した時に背中が背もたれに触れる程度に、スペースを取ります。

次に、足のポジションです。両足は平行か、やや内側に傾けるぐらいがいいでしょう。もちろん閉じていただくのもけっこうです。基本的に両足は平行に揃えると思ってください。足を開いて骨盤を倒して練習すると、腰を痛める恐れがあります。とくに男性のなかには腰掛けると足を開くクセがある人が多いのでご注意ください。

つま先は、平行になっている足に対して自然な形で真っ直ぐ前を向くようにしてください。両膝の間隔は、握りこぶしが1つ入る程度に開きます。膝は直角に曲げます。前に足を投げ出したり、内側に潜り込ませないようにしましょう。全体重をしっかりと支えるイメージで、膝から下が落ち着くポジションを探りましょう。

初級2／…骨盤の倒し方

2番目に骨盤の倒し方についてです。骨盤を倒すというのは、この大きな箱のようなものをグッ

骨盤の倒し方

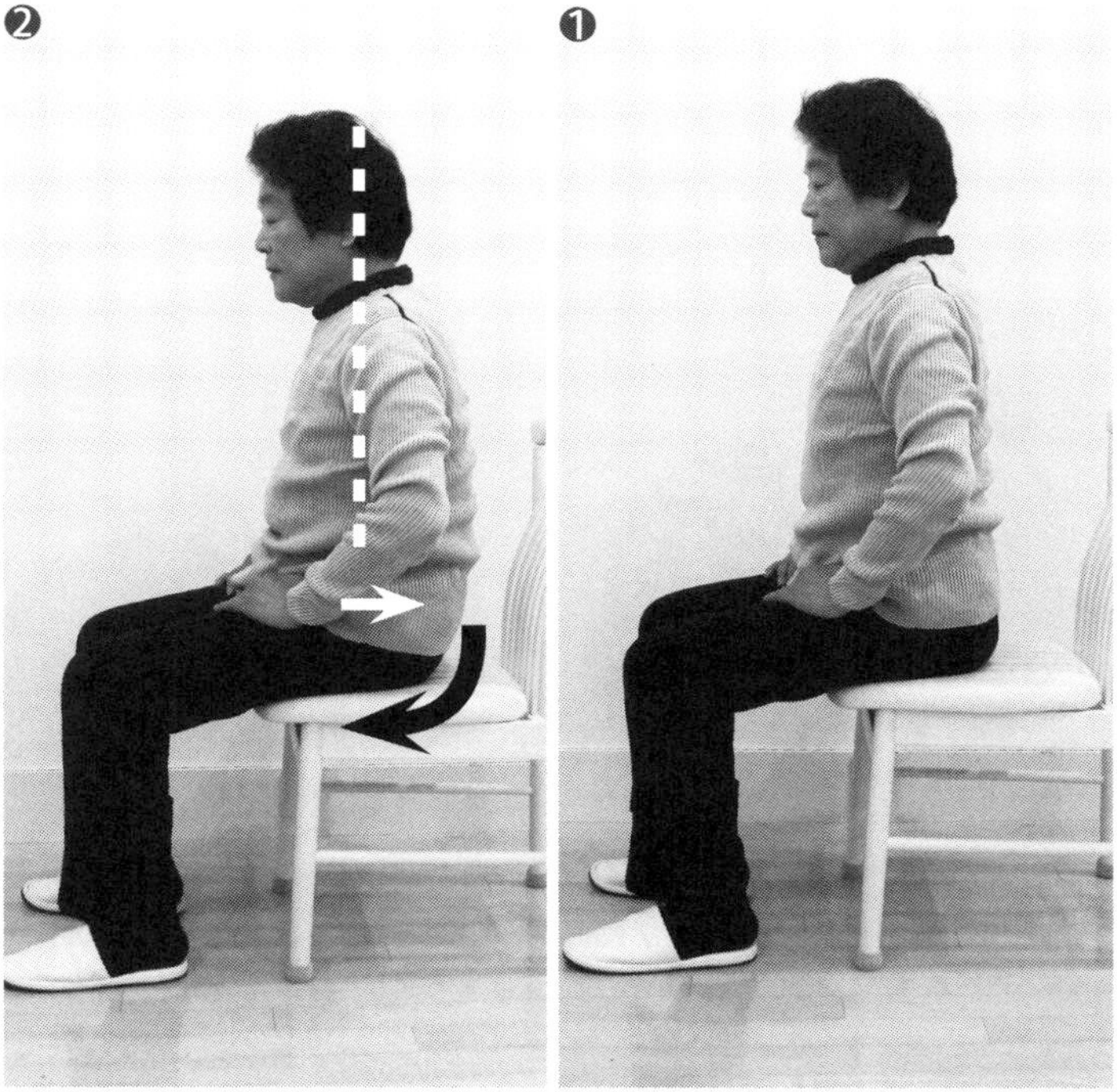

骨盤を大きな箱に見立て、それを後ろに倒すように。身体が後方へ倒れない程度まで深く倒し、背中は丸めずに床に垂直に伸ばす。

と後ろに倒すイメージで試してみてください。骨盤を倒すという感覚が解りにくい場合は、仙骨を倒すと考えてもよいでしょう。

倒す角度ですが、身体が倒れない程度に最も深く傾けられるのがベストです。骨盤を倒すと、自然に背中が丸くなってしまうので、床に対して垂直になるように背中を伸ばします。最初は背中、あるいは肩甲骨の間に痛みを感じるかもしれません。慣れてきて筋肉ができるにしたがって、この姿勢が苦痛ではなくなります。

この姿勢は、「密息」の基本です。骨盤を倒す、起こすという動作を繰り返し、この姿勢に慣れてください。倒したままのこの姿勢を保てるように、一日の中で何度もトレーニングを繰り返し、少しずつ筋肉を鍛えましょう。

初級3 … 吐く

骨盤を起こした姿勢から、ゆっくりと骨盤を倒しながら、お腹を膨らませて吐きます。手のひらをヘソの下の下腹部に当て、腹が出ているかチェックしましょう。お腹が手を押している感覚を確認してください。

実際には両手を下腹部に置いて、骨盤を倒しながら、お腹を膨らませながら「フゥーッ」と吐きます。この時にお腹がしっかり出ているか、ぺこっとへこんでいないかを確認してください。

一日外出して、疲れて家に帰り、「フゥーッ」と息を吐くことがあります。また、湯船につかるときに思わず「フーッ」と出るため息があります。これこそ私たちの身体が記憶している密息の名残です。そのときの姿勢は、骨盤の倒れ方、お腹の膨らみ方、力の抜け具合も、密息のポー

吐く

手のひらをヘソの下の下腹部に当てて、お腹が手を押している感覚を常に感じるようにしながら（お腹を膨らませながら）、骨盤を起こした状態から倒しつつ、「フゥーッ」と吐く。

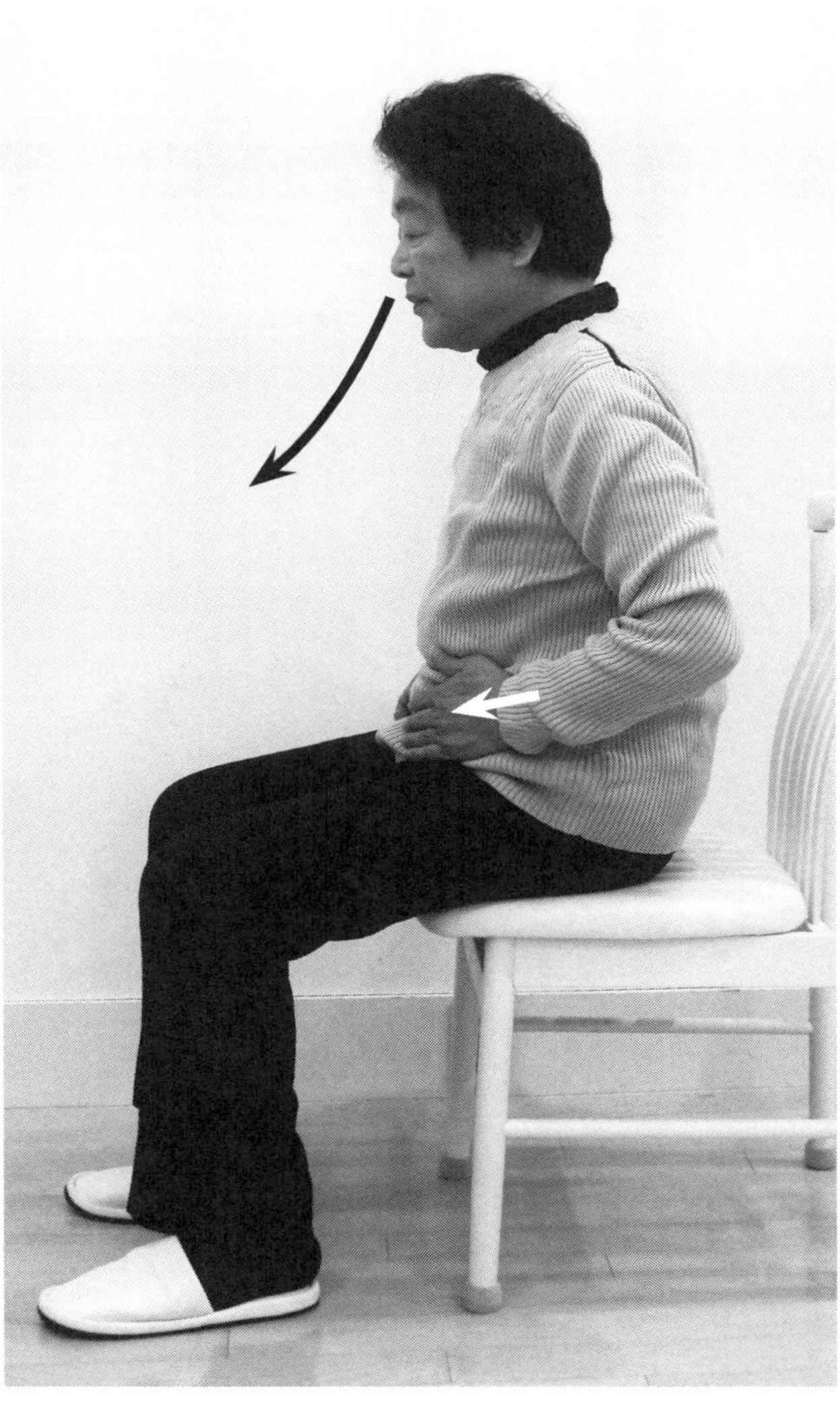

ズのそのものです。ですから、密息の感覚をつかむために、このような場合を想像して息を吐くのもひとつの方法です。

初級4／…吸う

腹を膨らませた状態を保ちながら吸う。これがやや困難。

腹がへこまないように、腹を出すつもりで吸う。下腹部に当てた手を腹で押す感覚。

腹の内部に力が入りすぎると、胸が上がり、胸式呼吸になってしまう。最初は吸う量を少なく、そっと吸うつもりで。


「フゥーッ」と息を吐いたあとに、お腹をふくらませた状態を保ちながら吸います。言うのは簡単ですが、言うほど易しくありません。というのも、息を吸うとき、どうしてもお腹がへこんでしまうからです。お腹をへこませながら吸うのは、胸式呼吸、または逆腹式呼吸という最も効率の悪い呼吸法です。ポイントは腹がへこまないように、逆に腹を出すつもりで吸うことです。下腹部にあてた手を腹で押す感じで、お腹をさらに出すつもりで吸うといいでしょう。

吸う

「フゥーッ」と吐いた後、下腹部で手を押す感覚を維持しながら、力を抜いてそっと息を吸う。

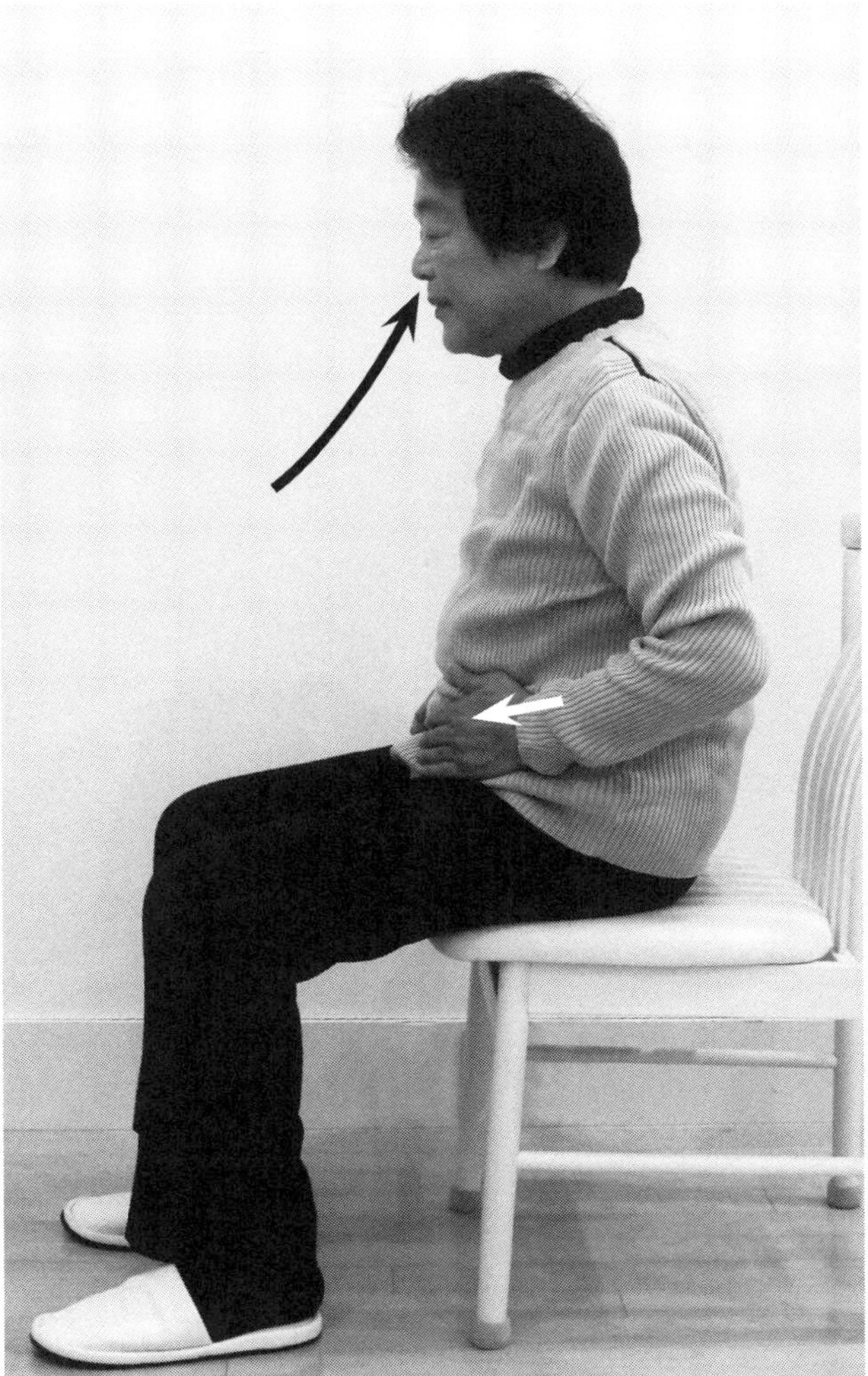

お腹の内部に力が入りすぎると、腹がへこみ、「フワッ」と胸が上がってしまい、胸式呼吸になってしまいます。ですから最初は吸う量を少なく、力を入れずにそっと吸うつもりで吸ってください。

初級5／…再び吐く

最初に戻りますが、ここでも腹を膨らませた状態を保ちながら吐いていきます。今度はもう骨盤を倒していますので、さらに骨盤を倒す必要はありません。そのまま腹を膨らませた状態を保ちながら「フゥーッ」と吐きます。この時もお腹がへこまないように注意しながら、さらに腹を出すような意識で「フゥーッ」と吐きます。

初級6／…吸うと吐くを反復する

基本的に4番の「吸う」、5番の「吐く」を繰り返していただくと密息が完成します。しかし、深く吸えない、吐けない、腹がへこんでしまう、胸が持ち上がってしまう……など、最初はうまくできないかもしれません。それを解消するためのメソッドは、次の「中級編」でご紹介していきます。

最初にため息のように「フーッ」と息を吐くのは、どなたにでもできると思います。やや難しいのが、そのあとにもう一度、お腹を膨らませながら吐くときです。早くマスターしようとして力んでしまうとうまくいきません。「こんな感じかな?」と手探りでも構いませんから、リラックスした状態で取り組みましょう。1日30回位練習するようにしましょう。

しかし、それだけでなく、密息はどこでも人に気付かれることなくできるので、机に向かい書き物をしているとき、コンピューターで作業しているとき、電車で座っているとき、会議の時など、思いついたら練習してみましょう。これが上達のコツです。

◎中級編

中級1／…「密息」をマスターするためのイメージ術

お腹は膨らませておくのにお腹の内部は力を抜く、お腹は膨らませておいて息を吸うなど、初めて密息に取り組む方は、これまで経験したことのない呼吸のやり方に戸惑うことでしょう。「お腹を膨らませて息を吸うなど、相反しているのではないか」と思う方も多いでしょう。たしかに、密息以外の呼吸法からすれば相反しており、困難だということになります。

この問題をクリアするには、イメージの力を借ります。イメージを使えば、理屈では困難と思えることも可能になります。それまでの常識では相反すること、矛盾することをコントロール可能にします。密息をマスターする過程でも、イメージを使えば使うほどうまくいきます。

ここで、まず第一に出てくる問題は、鼻から上手く吸えない。または鼻から吸う音が大きいということです。

せっかく体が止まってるにもかかわらず、お腹を出すために上半身、顔に力が入ってしまうと鼻から上手く吸えない、鼻から吸う音が大きくなる、という結果になります。

中級２…鼻から吸う音を消すイメージ

息をどこから吸うべきかと尋ねられることがよくあります。吸うときは必ず鼻から、吐くときは鼻からでも口からでも構わないと言っています。なぜかと言えば、まず健康の問題として、鼻はもともと息を吸うための器官としてできていますので、外界から空気と共に入ってくる塵や埃、菌などを鼻毛や鼻水などで捕えるようになっているのです。口から吸うことは、病気になりやすいだけではなく、様々な弊害があると言われています。吐くとき、ふだんは鼻から、大量に吐くとき、語るとき、歌うとき、管楽器などを吹くときは、口からになります。その、鼻から吸うときになかなか空気が入ってこない、すごい音がする、といった問題にぶつかることがあります。

それでは鼻からスムーズに吸う方法を説明しましょう。

鼻の奥の最も狭い部分の力を抜き、広げることができれば、スムーズに吸気がおこなえます。

鼻から「スーッ」と息を吸うと、鼻の奥の最も狭い部分で空気が流れる速度が上がります。狭

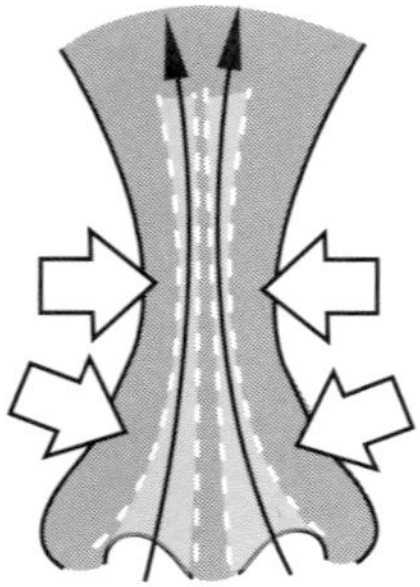

狭いところを空気が勢いよく通ると内圧が下がり、通り道がつぶれて狭くなってしまう。

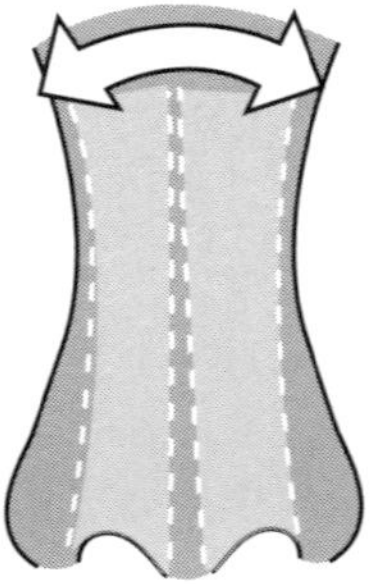

通り道を確保するには、最も狭い奥の部分を広げるイメージが大事。

いところを空気が通るので、内圧が下がり、鼻の狭い部分がへこみます。すると、さらに流速が上がります。勢いよくストローを吸った時のように、鼻全体がつぶれてしまいます。空気の通り道がふさがってしまうため、当然吸気が困難になり、吸気音も大きくなります。

それらを解決するために、次の２つのイメージを使って対処します。

① 鼻の長さがないとイメージする

鼻に長さがあると思うと力が入り、鼻腔が狭くなります。鼻から息を吸い込むとき、普段は鼻の構造など意識していませんから、長いストローから吸い込むような感覚になってしまいがちです。狭いところを息が通っていくイメージを持ってしまうと、前述したように鼻腔に力が入って狭くなり、空気が流れる勢いと速さが増してしまうのです。ですから、鼻腔が狭くて空気が通りに

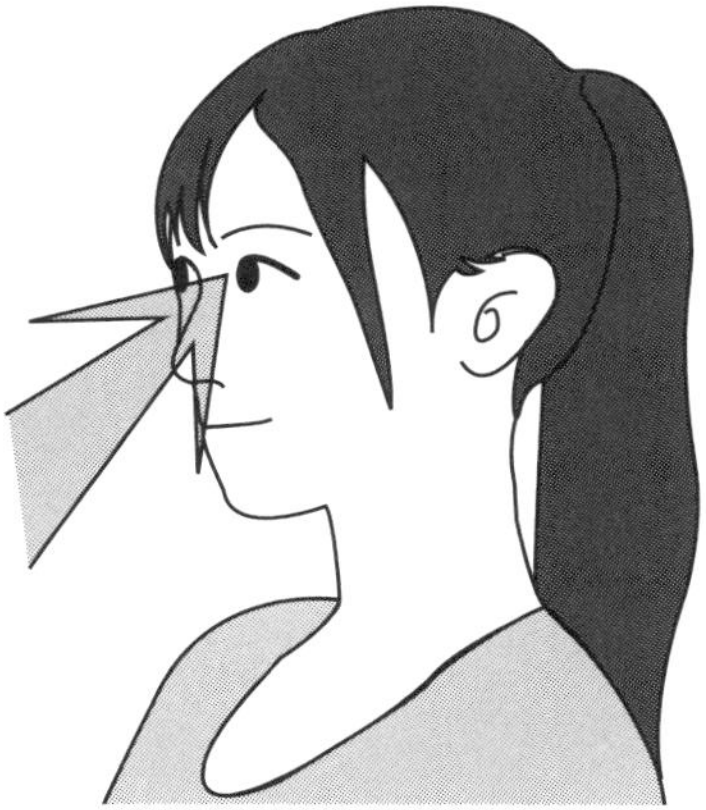

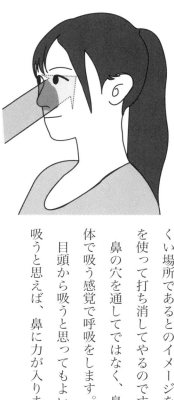

くい場所であるとのイメージを、また別のイメージを使って打ち消してやるのです。

鼻の穴を通してではなく、鼻の周辺を含めた面全体で吸う感覚で呼吸をします。

目頭から吸うと思ってもよいでしょう。目頭から吸うと思えば、鼻に力が入りません。

②目、鼻の部分が欠けて大きな穴が開いている骸骨が、崖の上にあるとイメージ

ちょっと怖いイメージかもしれませんが、自分の顔が骸骨になったと思ってください。目と鼻の部分に大きな穴が空いています。その骸骨が崖の上にあるとイメージしてください。海からの風が勢いよく通り抜けていきます。遮るものは何もありません。

「吸う」という感覚なしで、まったく力むことなく、

目、鼻の部分に大きな穴が開いた骸骨が
崖の上にあるイメージ

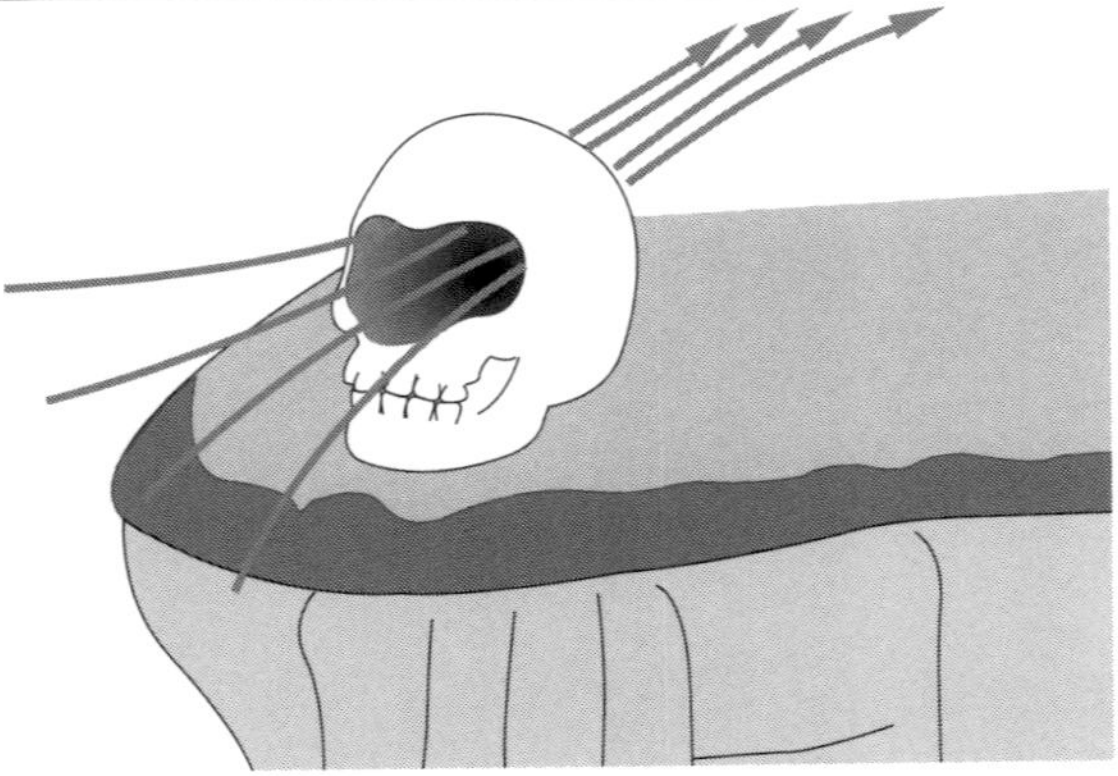

自然に空気が鼻の穴から流れてきます。サッと風が吹いてきた瞬間、骸骨の内部にも風が入ってくるイメージです。息を吸い込もうと力を入れなくても、ごく自然に骸骨の内部に空気が満たされ、通り過ぎる感覚です。

中級3／…… 腹の内部の力を抜き深く吸うイメージ

深く息を吸うためには、肺が膨らまなければなりません。そのためには横隔膜が十分に下がらなければならない。そのために腹部内部の力を抜く必要があります。力が入っていると、横隔膜が下がるスペースができないからです。腹を膨らませているにもかかわらず、腹の内部の力を抜かなければなりません。つまり、腹の外側は張っている状態を維持するだけでも力が入っているのに、腹の内部は力を抜かなければいけない。こんなことは誰も、生まれてから一度も行ったことがないでしょう。

そこで次の5つのイメージを試してみましょう。自分に最も適したものを採用し、うまくできるようになるまで繰り返し使うといいでしょう。

① プリンのイメージ

腹の外側は薄いプラスティックのカップだとイメージしてください。中には柔らかいプリンが入っています。そのプリンの中を横隔膜が「スーッ」と沈んでいくイメージで息を吸います。

② 柔らかく温かい胃をイメージ

胃のあたりが柔らかく、とても温かいというイメージです。胃が温かいマシュマロになったと考えてもよいでしょう。腹の内部の温かさを感じながら、横隔膜が「スーッ」と沈んでいきます。

非常に簡単ですが、これは私自身がよく使ってるイメージです。演奏直前、どんなに緊張するステージでもこれをイメージすると深い呼吸ができます。

土管の中をフタが底まで沈んでいくイメージ

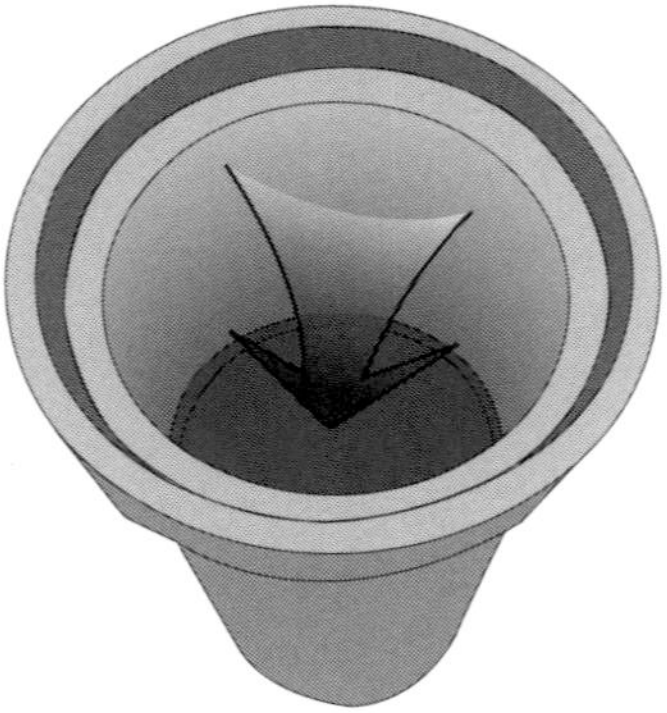

③ **身体全体が沈んでいくイメージ**

横隔膜といっしょに身体全体が沈んでいくイメージです。肩を5センチ位下げることも初めは有効です。肩と横隔膜がいっしょに沈んでいくイメージで「スーッ」と吸いましょう。

④ **土管の中をフタが底まで沈んでいくイメージ**

大きな土管を思い浮かべてください。それを縦に置いて、その中を土管の直径よりもひとまわり小さいフタが、底までスーッと沈んでいくイメージです。このとき沈んでいくフタは、横隔膜を意味しています。フタがお尻の底部に向かってゆっくり降りていきます。同時に、空気がゆっくりと身体の中に入ってくるイメージで呼吸してみましょう。

⑤ **沼の水面に落ちた葉が沈んでいくイメージ**

沼の水面に落ちた葉が沈んでいくイメージ

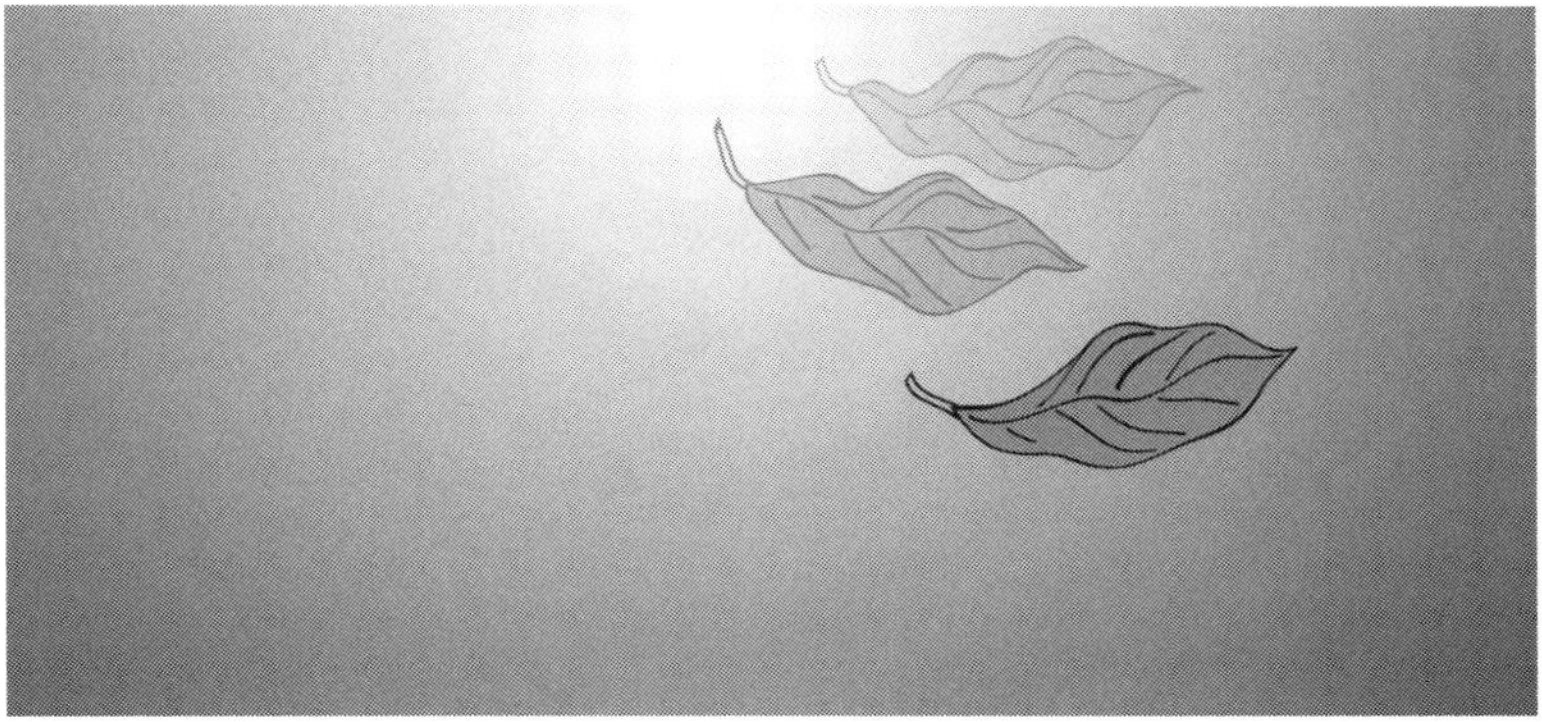

沼の水面に葉が落ちるイメージです。水面に葉が落ちた後、沼の泥の部分が抜けて、葉がゆらゆらと底まで沈んでくる様子を思い描いてみましょう。この葉っぱが横隔膜を意味しています。大事なのは横隔膜、またはその葉っぱを恣意的にグッと自分で押してしまうのではなく、何か別の力によってスーッと自然に落ちてくるというところです。

フゥーッと吐いた後、葉っぱが落ちてきて、それがゆらゆらと底まで降りていく感じで息を吸ってください。

中級4／…深く吸うためのテクニック

① 一度普通に吸う。

深く息を吸うための練習です。まず、一度、息を吐いたあとに、ゆっくり普通に吸います。そこで一度息を止め、腹の内部の力をもう一回抜いて、もう一度吸います。そうすると、一度吸ったにもかかわらず、もう一度吸えるわけです。二度吸った時の横隔膜の位置や、身体のポジションの感覚を覚えてください。その感覚を確認したら、もう一度、「フゥーッ」と吐きます。

②　そこでいったん止め、腹の内部の力を抜き、もう一度吸う。

次に、先ほど覚えたポジションまで、今度は一度で吸ってみてください。そうしましたら、次はまたそこで一度止め、腹の内部の力を抜いて、もう一度吸います。

③　横隔膜の位置、身体のポジションなど、二度吸った底の感覚を覚える。

④　吐く。覚えたポジションの「底」まで、今度は一度で吸う。

①②を繰り返して、底のポジションを覚えていただいて吐きます。そして、覚えたところまでまたもう一回吸います。そしてもう一度底から力を抜いて二度目を吸います。また底を覚えます。吐きます。もう一度吸います。もう一度力を抜いて二度目を吸います。二度目の底を覚えます、吐きます、というふうにして、どんどん深くやっていきます。

②、③、④を繰り返します。これを繰り返すと、怖いくらい深く吸うことができるようになります。

⑤ 充分深い位置まで来たら、「吸う」、「吐く」を繰り返す。

少し限界が来たなと思いましたら、非常に深いところで吐く、吸う、吐く、吸うを繰り返します。

中級５／… 底まで吐くためのテクニック

今までの２つは、いかに力を抜いて深く吸うかがテーマでしたが、今度は逆に腹を出しながら、いかに深く吐くかです。

どのようにして全部吐ききることができるかということです。

腹が膨らんだ時の横隔膜の定位置は、腹の底です。腹を膨らませたまま吐くのは、非常に不合理で筋肉の力が必要になります。ですから横隔膜を「グッ」と上げてしまうと、お腹がへこんでしまいます。または上げようとしても、底部が正しいポジションですから、腹が膨らんでるかぎり、横隔膜はあまり上がってきません。つまり、息を吐きにくい状況になります。

まずはゆっくり息を吐くことです。横隔膜を上げていく力もゆっくりになりますから、大きな力をかけなくても、少しずつ、少しずつ上げていくことができます。

「常に腹は出ているかな」「横隔膜は上がっているかな」「腹は出ているかな」「横隔膜が少し

お腹を出した状態のまま横隔膜を上げていくところに難しさがある。力を入れてグッと上げようとしてしまわない事。まずはゆっくりと上げていくところから。

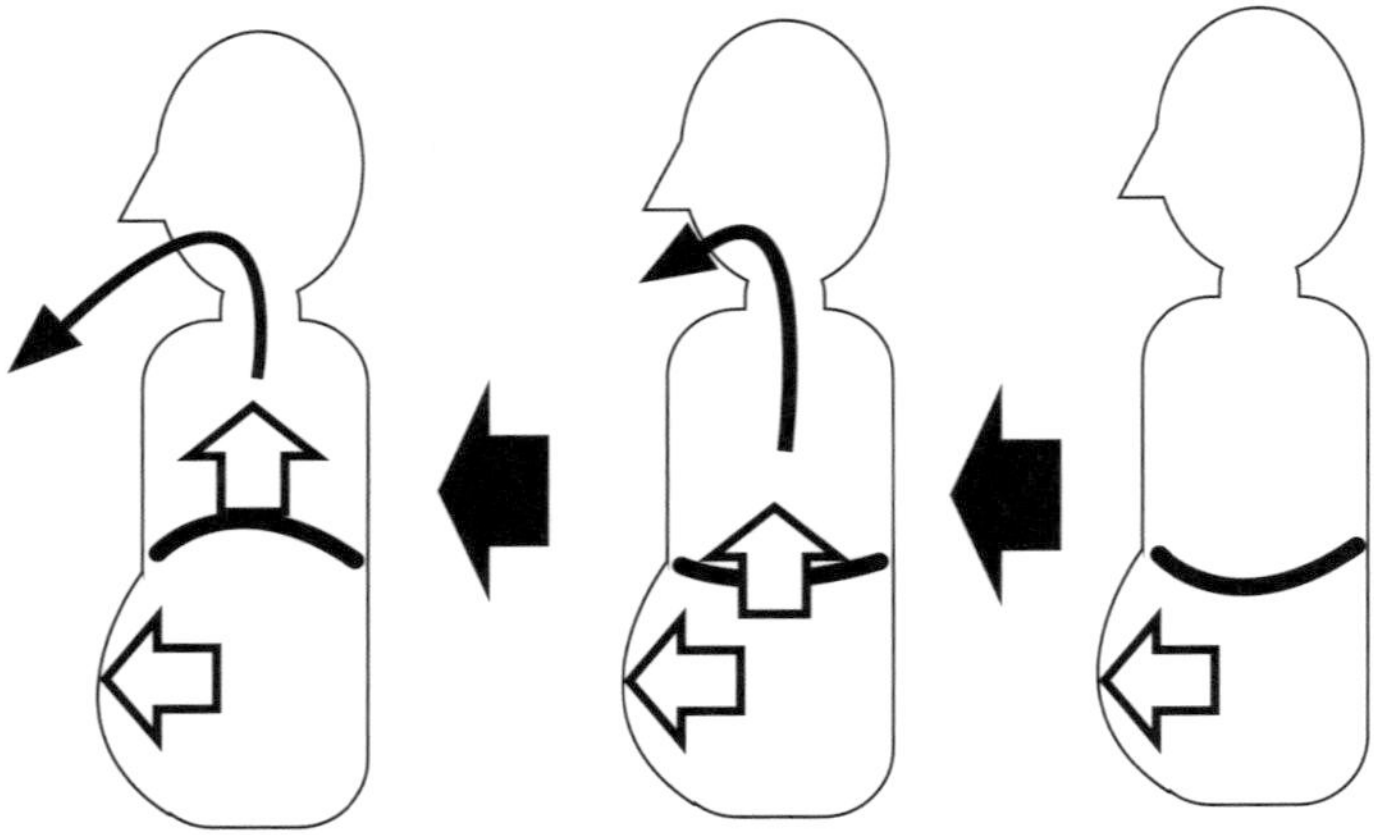

上がったかな」とチェックしながら少しずつ、少しずつ吐いていきます。このスピードを上げていくと、少し速くなっても、腹が出た状態で、底まで吐けるようになっていきます。

腹を出した時は横隔膜が下がっている。腹をへこませた時は横隔膜が上がっている。これが合理的な動きです。ところが、いま取り組んでいる密息の吐き方は、腹は出ているのに横隔膜を上げようとしています。理屈で考えると、逆の行為です。逆の行為を同時に行うことは非常に困難です。しかし、一つよい方法があります。これらをセットの動きとして考えるということです。

セットというのは、腹を出すことと横隔膜

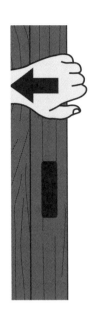

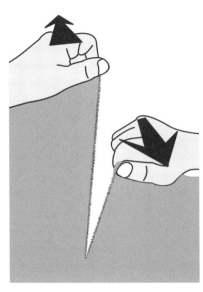

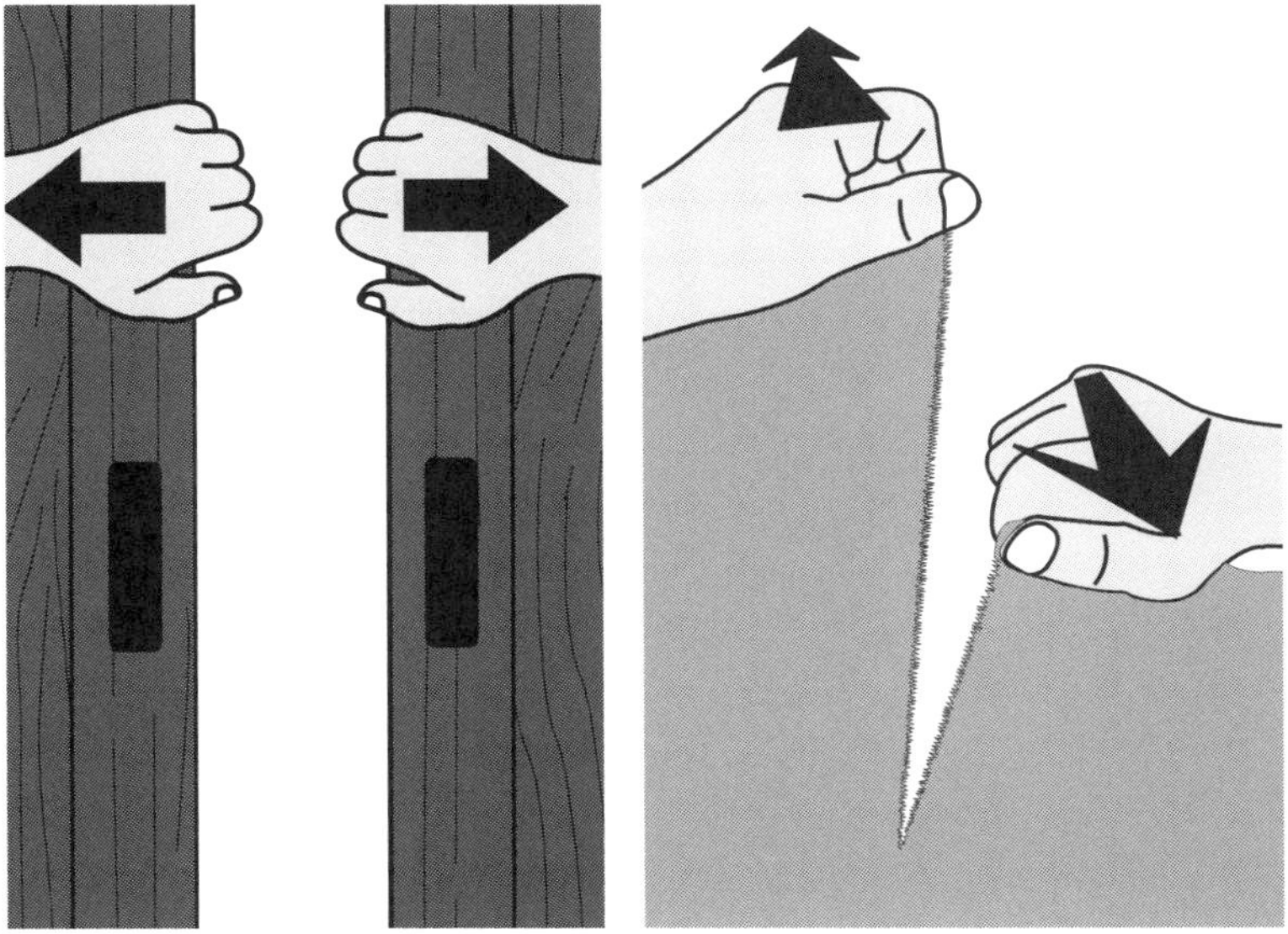

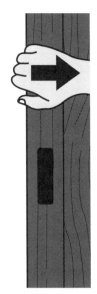

を上げる動きを、一つのセットの動きとして考えるということです。

たとえば、手ぬぐいを手前と向こう側にビリビリッと裂くとき、あるいは重い木戸をグッと両手で左右に開けるときに、これと同じセットの動き方をしています。手ぬぐいを裂くのも、木戸を左右に開けるのも、両手は逆の動きをしています。けれども、多くの方はこの左右両手の動きを〝セット〟ととらえられているので、まったく難しい操作だとは感じないと思います。

吐く時に腹を出しながら、横隔膜を上げ、手ぬぐいを破るとき「ビリビリビリビリ」と言ったつもりで、「フゥーッ」と吐いていただく。または木戸をガラガラと開けるときに

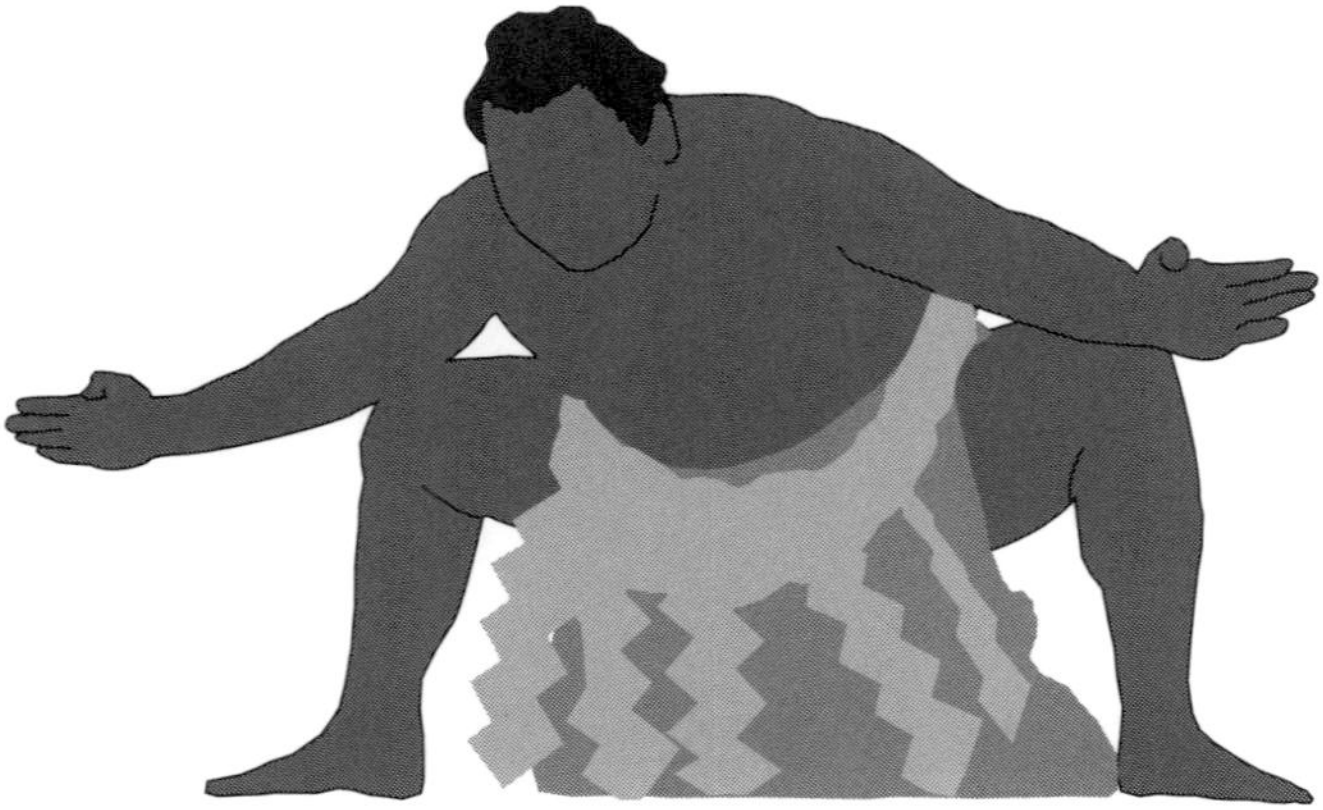

「ガラガラガラ」と言うつもりでフーッと吐いていただく。このシーンをイメージしながら練習してみましょう。〝セット〟ととらえられれば、むしろ腹を出せば出すほど横隔膜が上がるのです。

中級6…深く吐く、腹をへこませない3つの方法

もう一つの吐くコツとしては、姿勢が低くなるにつれてお腹が出ていくイメージです。

相撲取りの土俵入りで、腰を落としていく姿勢があります。この部分が土俵入りにおける白眉と言ってよいでしょう。その場面では、腰を落として腹を出していきますが、その時に実際は吐きながら行っているのです。試してみると分かりますが、もし吸いながら行うと力が入

らずにフニャフニャとなってしまいます。

そこで、これを腹をへこませないで吐くイメージとして採用し、腹を出しながら腰を落とし、吐いてみましょう。だんだんお腹を出していきますが、その時に吐いているわけですね。この腰を落とすところをイメージしていただいて、姿勢が低くなると共にお腹が出て横隔膜が上がる。フゥーッ、フゥーッ、フゥーッと吐きながらイメージして下さい。

また、柄がない傘を上からグシャッとつぶすようなイメージも有効です。「フゥーッ」という感じで体がつぶれてくる。すると、傘の裾が広がるようにお腹が前に出る。その動きをイメージしながら、息を吐いていきます。

これらを実践していくと、お腹を出してるにもかかわらずかなり強く「フゥーッ」と吐けるようになっていきます。

中級7／…深く吐いた後に、力を抜いて吸う方法1「2つのスイッチ」

ここまで練習してくると、息を深く吸え、最後まで吐けるようになったはずです。しかし、この先が容易にはできないのです。息を深く吐く時に、無理な力が入ってしまうためです。そうすると、深く最後まで吐いたあと、力が入っており、力を抜いて吸うことができないのです。「吐く↓吸う」の境目で引っかかってしまうのです。

深く吸ってから吐くのは比較的簡単です。ところが、深く吐いてから力を抜いて吸うのはなかなか難しく、たっぷりと息を吸えなくなってしまいます。

そこで今度は、この「吐く↓吸う」の境目で、力を抜く方法についてお話しします。

①　神経のスイッチを切る。

①②の2段階で行うと力を抜くことが容易となるので、まず2段階で行い、最終的にそれらを統括していきます。頭の先から、足の先まで、イメージできるまで、たっぷり時間をかけて全神経のスイッチを切ると想像して下さい。うまくイメージできると、実際に手足の感覚が変化します。

最初から完璧にやるのは難しいので、まず「フゥーッ」と6割ぐらいまで息を吐いていきます。そこで神経のスイッチを切ります。実際には、どこも動かさないのですが、パチンと身体の神経のスイッチが切れて、頭の先から足の先まで身体中の神経が切れ、力が抜けたとイメージします。

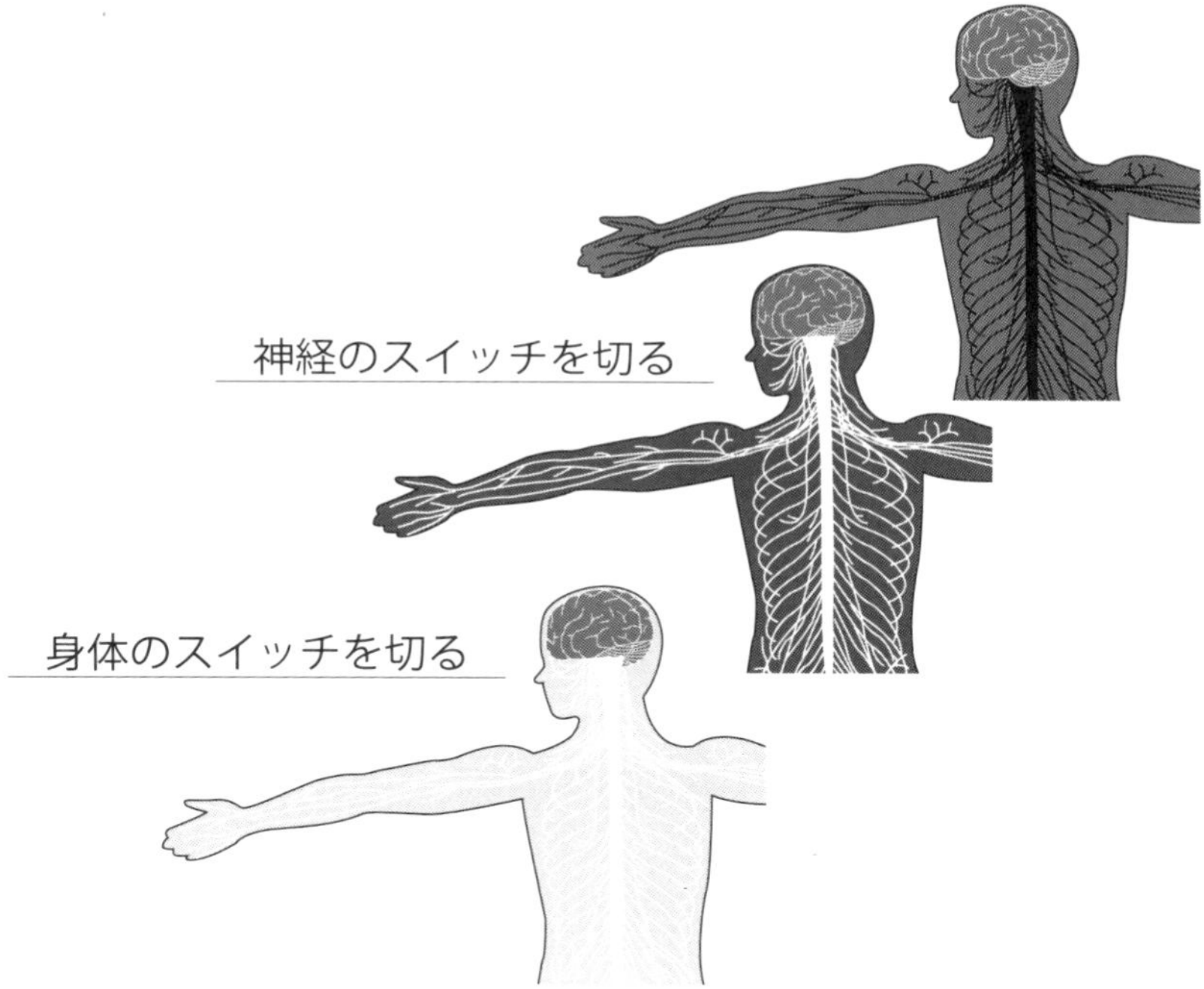

② 身体のスイッチを切る。

神経のスイッチが切れたと思ったら、次は実際に身体のスイッチを切り、力を抜いて、息を吸います。もう神経のスイッチは切れていますので、身体だけ力を抜くのは簡単ですね。身体のスイッチが切れて力が抜けて、そこに「スーッ」と空気が入ってくると思って吸ってください。

これらを極めて遅い状態から、吸う時間を少しずつ速くしておこないます。ある程度速くなったら、神経と身体のスイッチを同時に切ります。

最初から力を入れてしまうと難しいので、少ない呼吸量から始めましょう。最初のうちは、それぞれの動作ができているか確認しながら行います。6割ぐらいから始めて、徐々に7割、8割、9割……と吐く量を増やしましょう。最終的には「フーッ　フーッ」「フーフー」と吐くだけで自動的に吸えるようになります。

中級8／…… 深く吐いた後に、力を抜いて吸う方法2「楕円の呼吸」

よりスムーズに密息の呼吸をするために、「楕円の呼吸」と呼んでいる方法を紹介しましょう。これが「密息」の一つの到達点です。深く吐いたあとに、力を抜いて吸う方法です。

みなさんは次のような体験はないでしょうか。子供を集めて、向こうの壁に手をついたら戻ってくる速さを競いあわせる遊びをするとします。最初はバタバタッと走っていって、バーンと壁に手をついてクルッと方向転換して戻ってくると思います。何度も往復を繰り返していると、もっと滑らかな動きで壁にタッチした方が、タイムを短縮して早く走れることに気づきます。最後までまっすぐ走らないで、残り数メートルは少し斜めに走り込んで、壁に手をつきます。その方がスピードの減速が少ないので、多少遠回りでも早く走れることに気が付きます。直線の往復ではなく、楕円形のループの動きが、走りを滑らかにするのです。

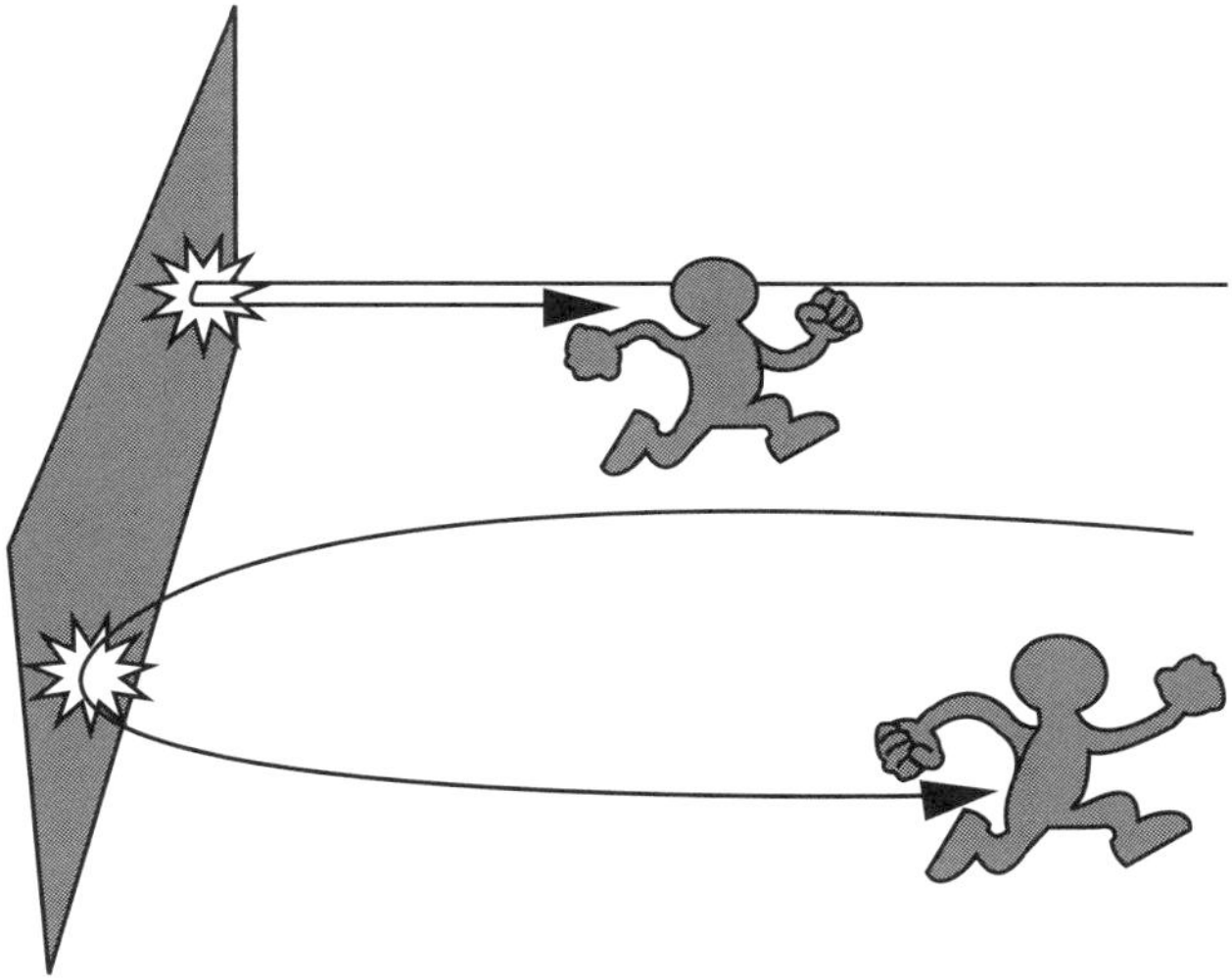

「楕円の呼吸」は、この走り方のように、楕円のかたちを描くようなイメージの呼吸方法です。

次ページの図を参照しながら見てください。

呼吸ですから、実際に吐いてる間に吸うということはできないのですが、力の入れ方などを含めて同じようなことをやります。どういうことかというと、AからBまで吐いて、BからAに吸うとします。

その時に、一般的には力を入れて吐いていきますのでA↓Cとなります。そして力を抜いて吸っていきます。C↓Aです。こういう形になるわけですね。

ところが、吐いてる間に力だけを抜いていきます。そして吐き終わった時にはもう力が抜けてま

呼吸の効率をベクトルで模式化。
下方向を〃力を入れる〃、上方向を〃力を抜く〃、
左方向を〃吐く〃、右方向を〃吸う〃と定義する。
効率的にA⇄Bの往復を行いたいのだが……

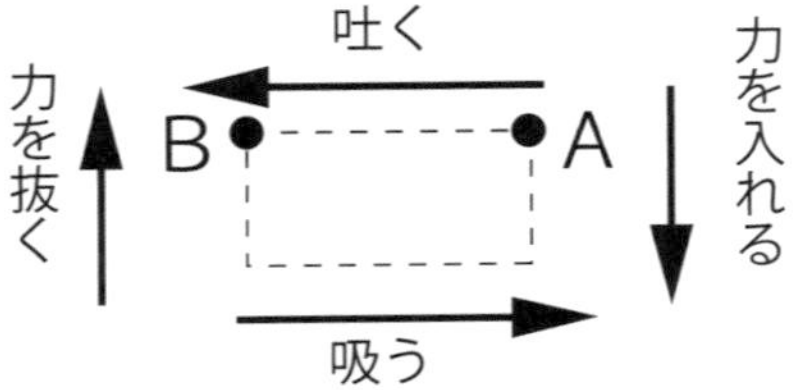

直線運動的な「通常呼吸」に比べ、吐いている間に力をぬいていくプロセスを入れる「楕円の呼吸」はなめらかなループを描き効率的な事がわかる。

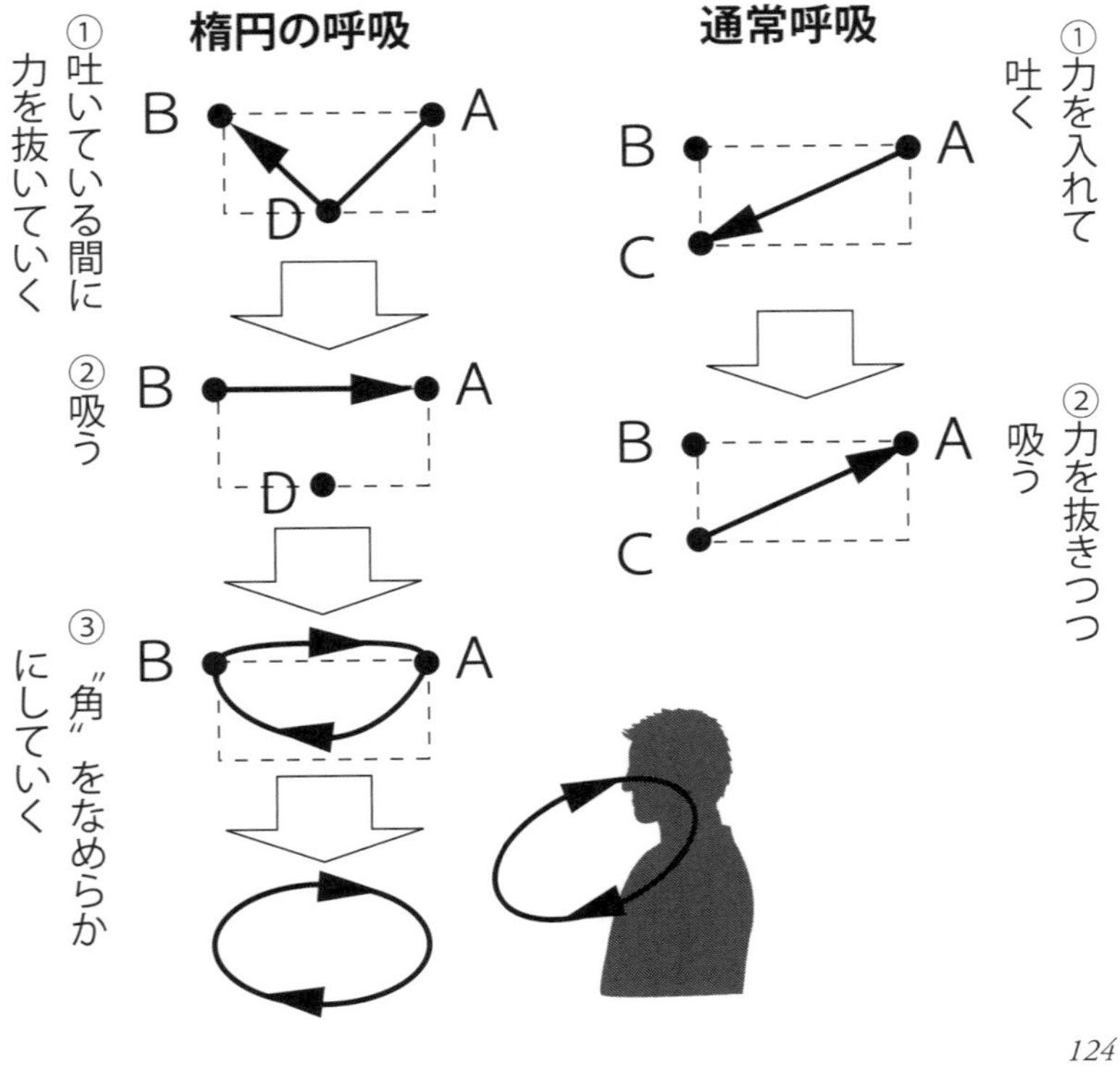

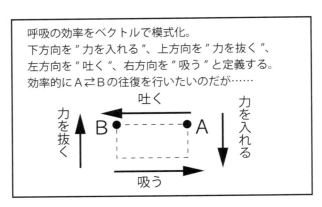

すので、そのまんまスッと吸えるということですね。図形にすれば、Ａ↓Ｄ↓Ｂ↓Ａとなります。
こういうかたちになるわけです。ですから、フゥーッと吐いてるけれども力だけ抜いてくる。
そしてそのままスッと吸える。これをなめらかにやっていくと楕円のような形になるわけですね。

これを行う理由は２つ。１つは、吸うときに力を抜き、吸うとき、吐くときの境をなくすため。２つ目は、吸うという行為を無意識化、自動化するため。コマを空中に投げ出し、紐を強く引き手にのせるイメージです。または、ヨーヨーが近いかもしれません。ヨーヨーを放り投げると、一定のところで糸が伸びきって、今度は糸を巻き込みながら手元まで戻ってきます。余計な力は必要ありません。ヨーヨーが飛んでいく勢いが、逆に糸を巻き取る力になり、楕円を描くように自然に元に戻ってくるのです。

「楕円の呼吸」を使うと、息を吐いたら、無意識に、自動的に吸えるようになります。突き詰めると「ただひたすら吐く」という感覚になります。

ここまで来ると、吸う、吐くという呼吸をしている感覚がなくなります。吸おうと意識しなくても、つねに吸えるようになるのです。

◎上級編

上級1／…骨盤の角度による利点を考える

密息の基本から中級までステップアップしてきました。上級編では、これまで学んだことのバリエーションを見ていきます。密息をどのような姿勢で行うのか（立っているのか、イスに座っているのか、畳に座っているのかなど）、あるいは骨盤の角度が浅いか、深いか。状況に応じた密息の方法を検証し、密息の完全マスターを目指しましょう。

骨盤の角度によって何が変わってくるのでしょうか。整理すると次のようになります。

角度深い：吸気量大、低音響く、日本的な姿勢

角度浅い：吸気量小、高音響く、西洋的な姿勢

骨盤を倒すと、基本的には低音が響きます。同じように声を出しても、骨盤を倒した姿勢の方が低い音域が強調されます。

第1章で見たように、骨盤を倒した姿勢は、日本古来から伝わる姿勢です。

ただ、骨盤を倒す姿勢は、筋肉がついていないと困難で、一定の習慣、訓練が必要です。三味線を弾いたり、尺八を吹いたり、または落語家が高座で座布団に座っている姿勢、あるいは伝統的な舞踊などでは、骨盤を倒した姿勢が自然であり、その形を目指すべきだと思います。

現代では、骨盤を倒している状態は、「姿勢が悪い」と見られてしまいがちです。会議の時などに一人だけ骨盤を倒していると、やる気がない、だらしないと思われるかもしれません。私自身、西洋楽器の演奏家と同じステージに並んでいるとき、ひとりだけ骨盤を倒した姿勢で演奏していると、「変わった姿勢の尺八奏者がいる」と思われているかもしれません。

見かけを全く気にせず、また密息の利点を徹底的に生かそうというのであれば、骨盤を100％倒すのも良いでしょう。もし見かけもある程度周りに順応させ、密息の長所も生かしたいというのであれば、骨盤を10％程度倒すという方法を勧めます。密息はこのように、さまざまな環境、価値観に順応させる事が可能なものです。

そんな中で一つお伝えしておきたいのが、今、見かけが良いとか悪いとか感じている価値観は、明治以降西洋化の波により、たまたま後付けで植えつけられているだけのものかもしれない、という事です。真の美、機能性を見極める目を持ちたいものです。

上級2…実践：「密息」をそれぞれの角度で行ってみる

骨盤の角度を変えることによって、その人にふさわしい密息の角度がつかめます。

背中を反らせた状態を0%とし、骨盤を極限まで倒した状態を100%とします。10%とは、背中側に少し外した状態です。これだけでもかなりの呼吸量を確保できます。

0%、10%、20%、30%、40%、50%、60%、70%、80%、90%、100%で行う。それぞれの特徴をつかみ、また自分に合った角度を探しましょう。

自分に合った角度は何%がいいのか。呼吸を非常に多く確保したい人であれば、100%の練習をすることがいいかもしれませんし、また高音を響かせながらある程度の吸気量を確保したい場合には、40%ぐらいで行うのがいいかもしれません。

角度変化によって生じる利点、欠点をいろいろ複合的に考えたうえで、ご自分に適した骨盤の

骨盤を倒す角度

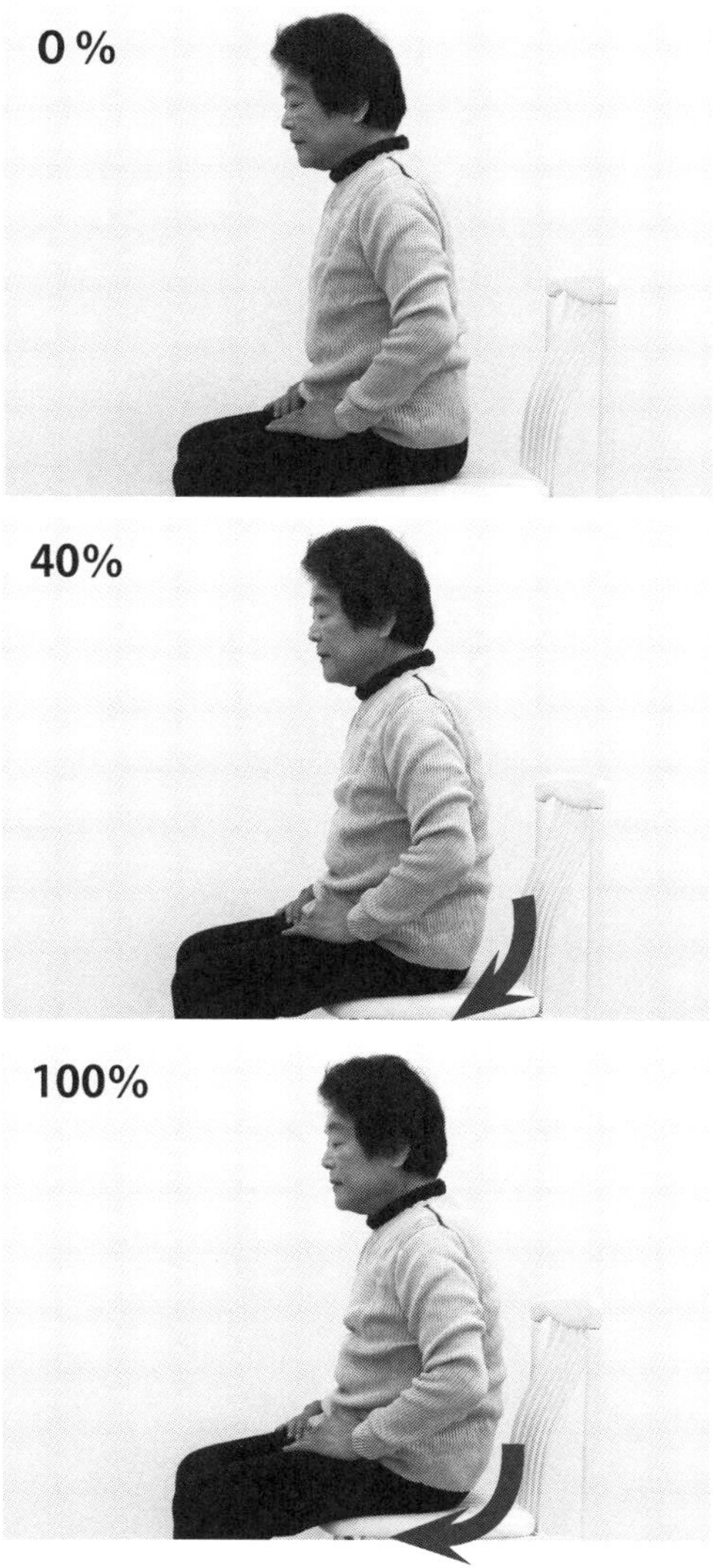

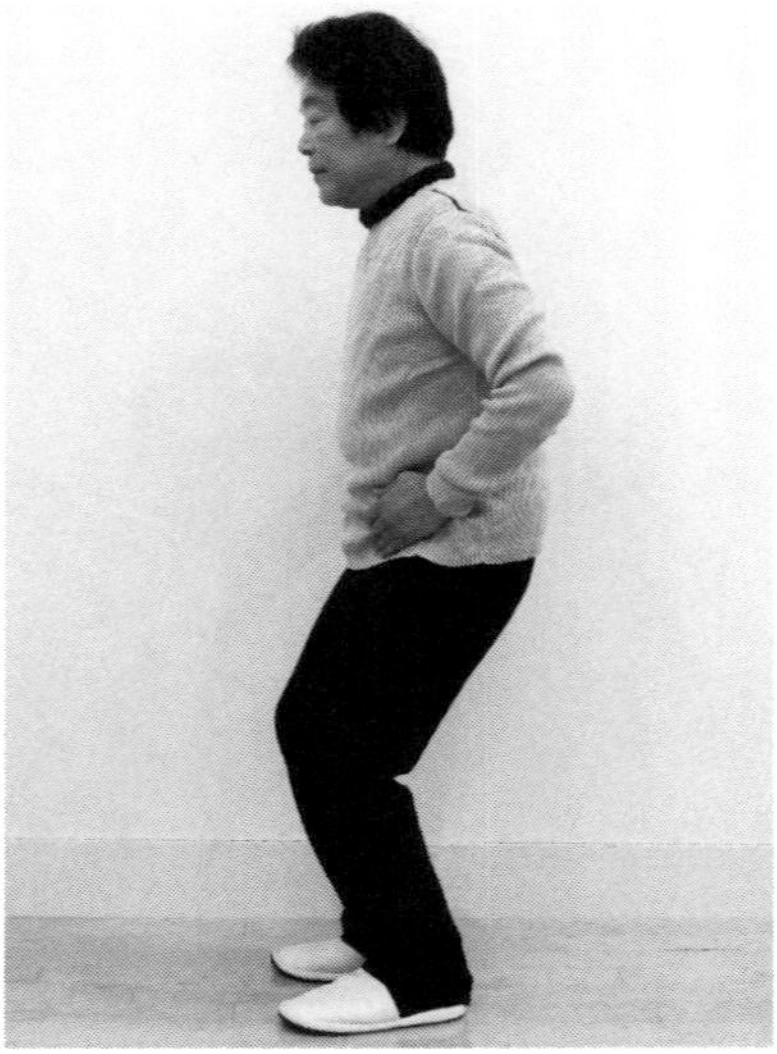

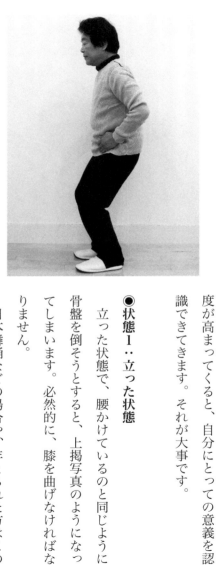

角度を探ってください。

はじめのうちは、30％と40％の違いなどはわからないかもしれません。けれども、徐々に精度が高まってくると、自分にとっての意義を認識できてきます。それが大事です。

◉状態1：立った状態

立った状態で、腰かけているのと同じように骨盤を倒そうとすると、上掲写真のようになってしまいます。必然的に、膝を曲げなければなりません。

日本舞踊などの場合や、年とられた方はこのようにしている方もいらっしゃいますけど、この姿勢をとるだけでも足の筋肉に負担がかかります。

10%倒した状態

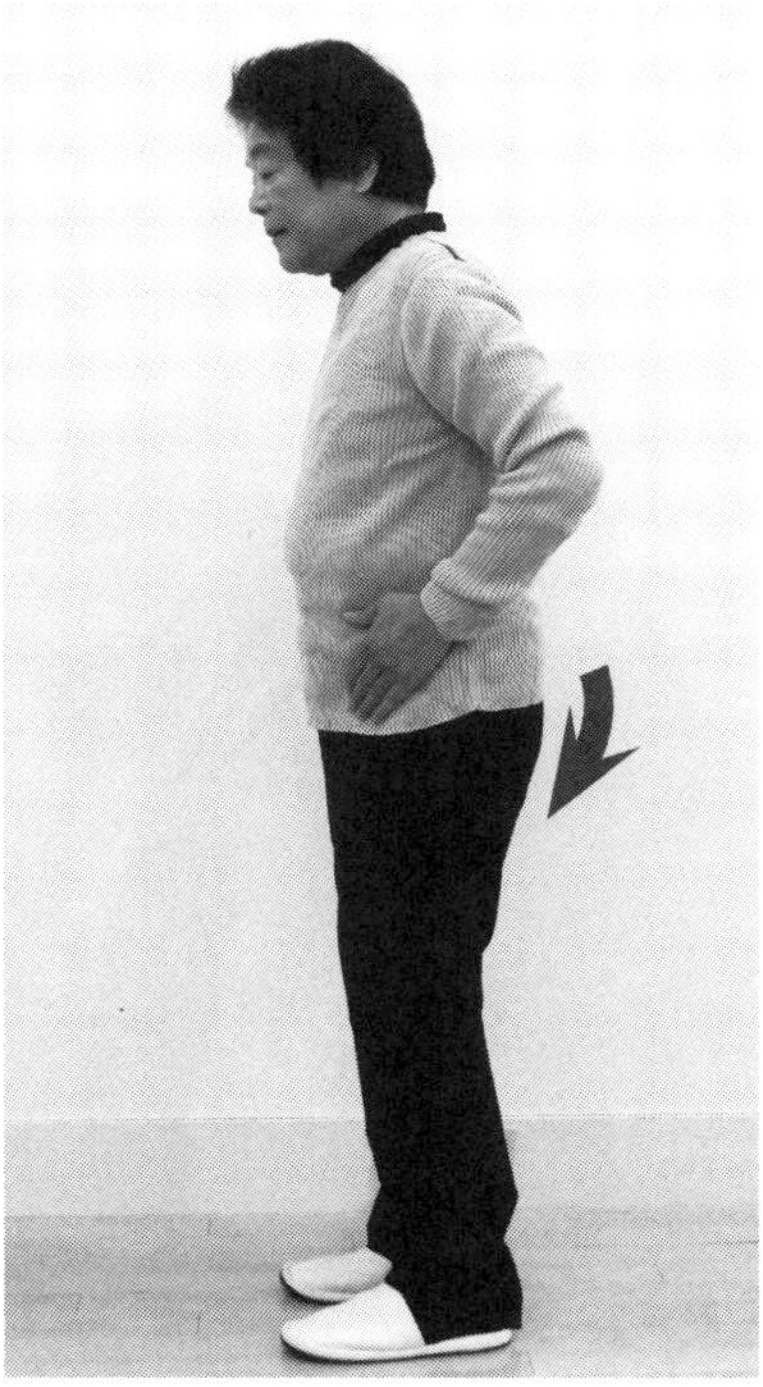

深く倒した状態

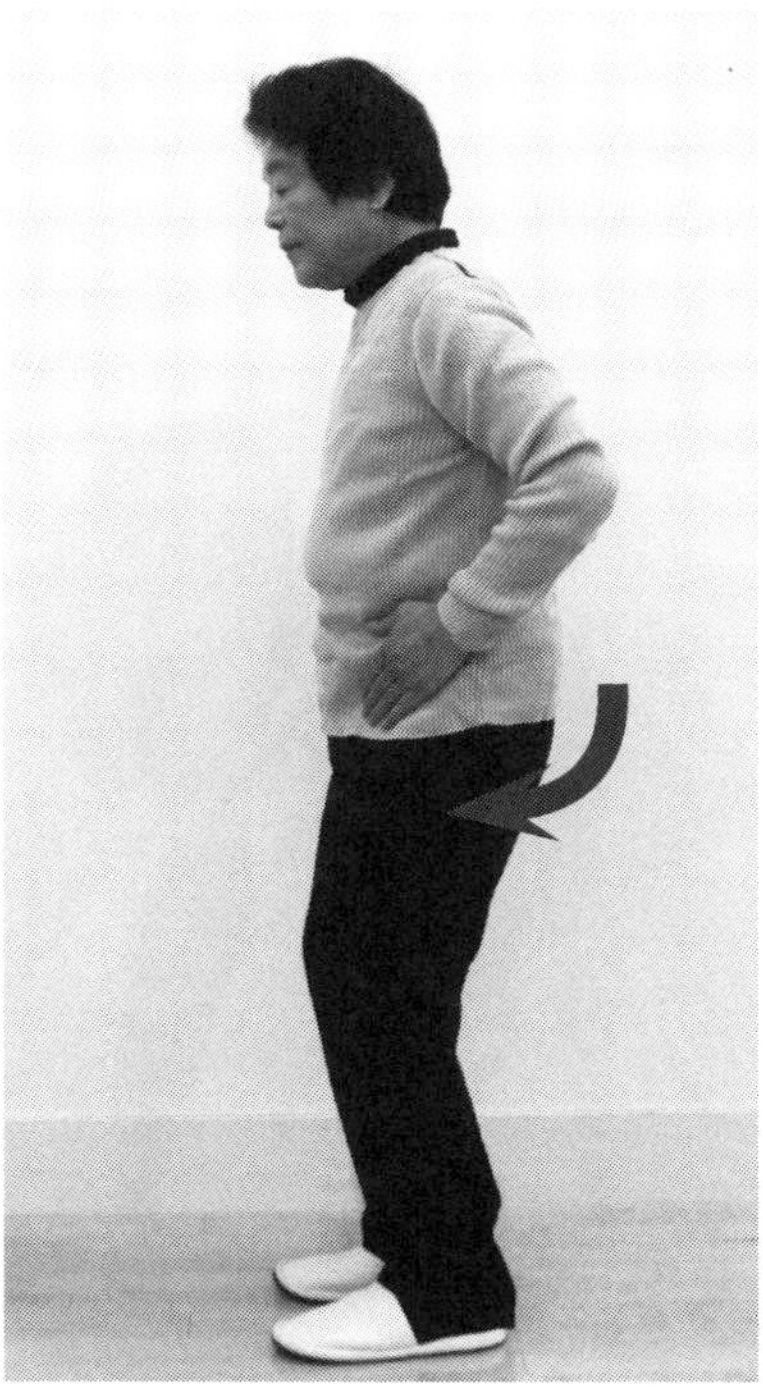

立った状態で私がお勧めするのは、反らした状態から背中側にはずした、この10%の状態を勧めています。

骨盤を倒せるだけ倒した状態を100%として、背中側に少し倒した状態を10%と言っています。この状態だと筋肉にも負担が少なく、しかも密息を行うことができます。

◉状態2：椅子に腰かけた状態

正座

椅子に腰かけた状態では、骨盤の角度は自由に変えるこ

10%倒した状態

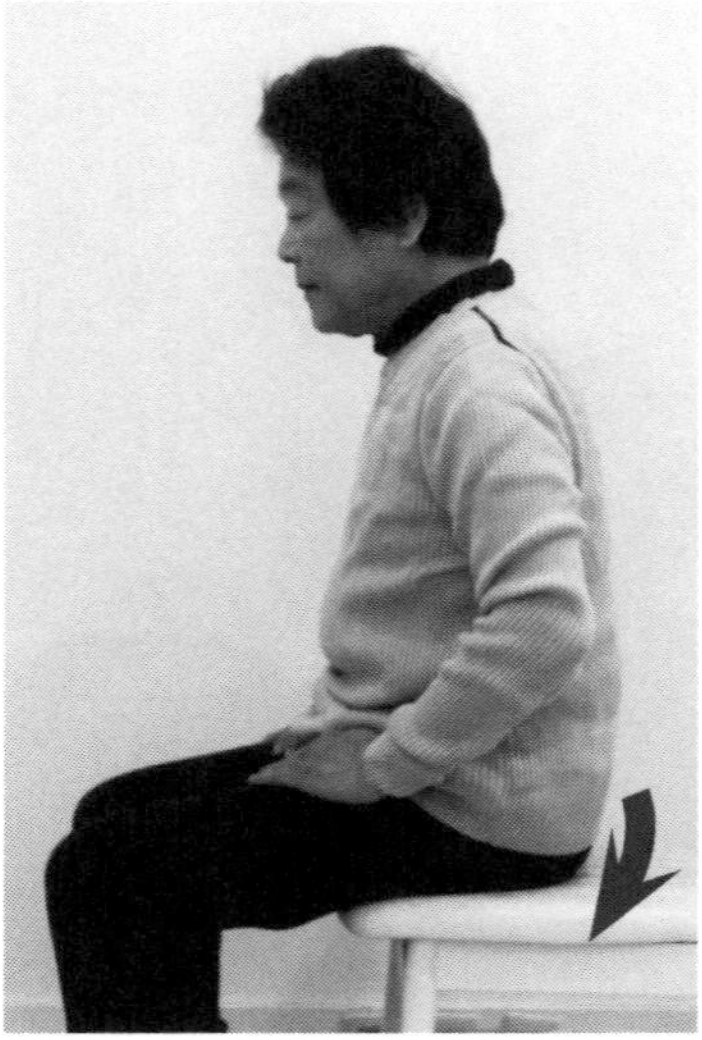

80%倒した状態

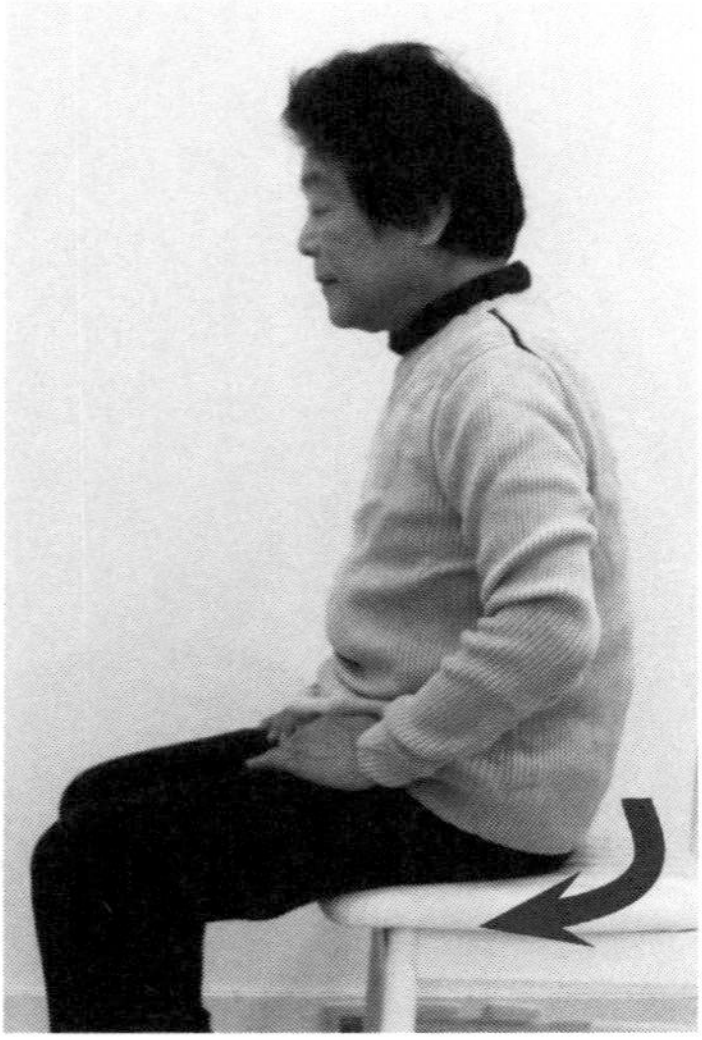

正座で深く倒した状態

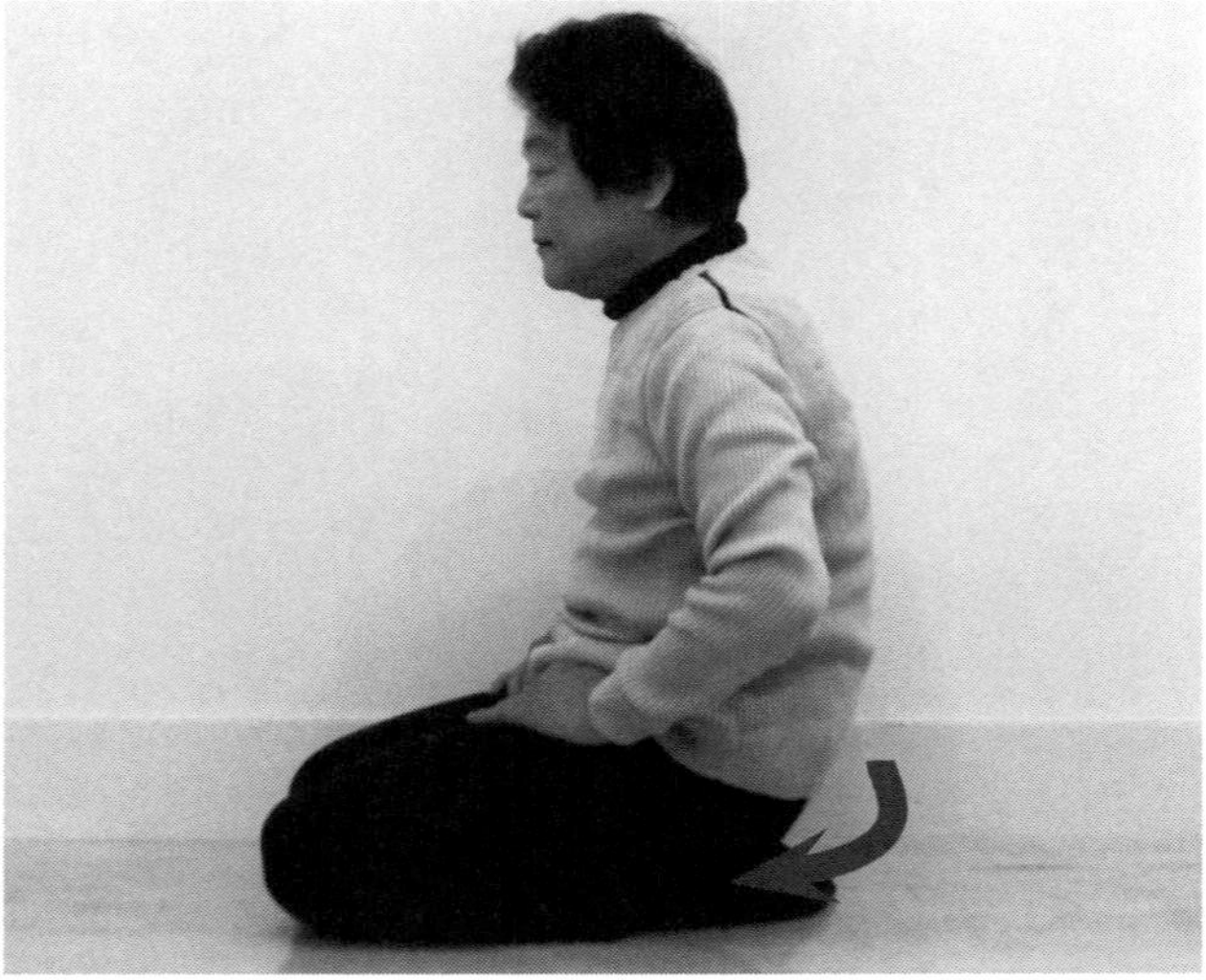

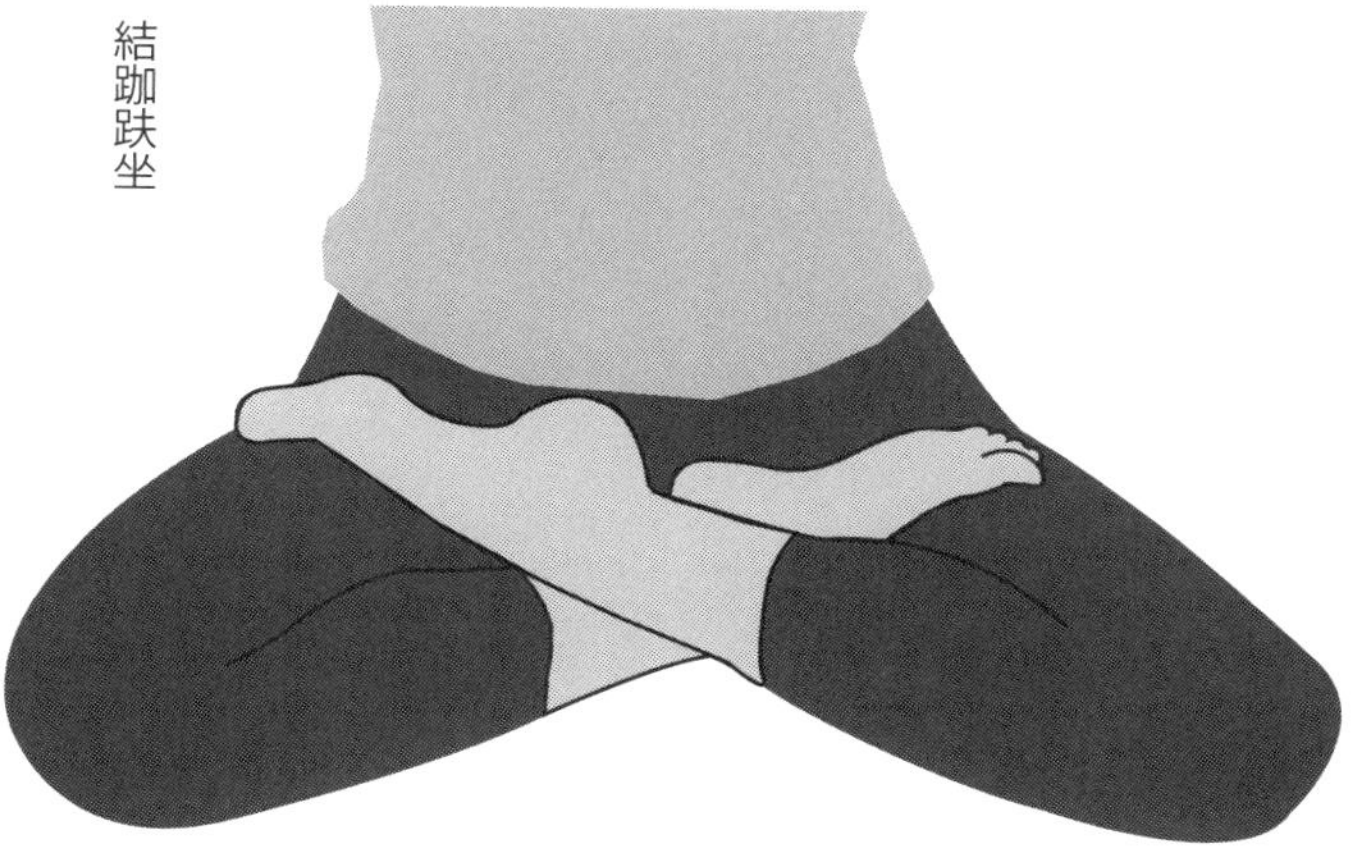

とができます。ただ、最も深い角度になると、よほど鍛えてないと困難で、後ろにひっくり返ってしまうかもしれません。呼吸量を確保するなら80％、姿勢の良さを示すなら10％ぐらいが適当かと思います。

正座の場合は足を折っているので、逆に深い角度も可能になってきます。足が支えになって絶対倒れないので、最も深い角度が可能です。

◉状態3：結跏趺坐《けっかふざ》

結跏趺坐とは、仏教とヨーガの実践者が瞑想するときの座り方です。「趺」とは足の甲のこと、「結」とは趺を交差させ、「跏」とは反対の足の太ももの上に乗せることを意味しています。あぐら座りの上級編といった形の座り方です。

この場合、骨盤を立てた浅い角度の姿勢をとるのが非常に難しくなります。必然的に60％以上の深く骨盤を倒した形以外は、難しくなってしまうということがあります。

呼吸のためには、骨盤をなるべく深く倒したほうがよいのですが、現代社会の常識としては、骨盤を極限まで立てた姿勢がよいと言われています。その間を取って、10％ほど倒した姿勢で調整します。

上級3／…声を出す

◉声を出す1：吐くときに「イー」と声を出すイメージを持つ

これまで密息の実践を、呼吸だけでやってきましたが、ここからは声を出しながら実践していく方法を紹介します。声を出すと、今まで呼吸だけでできていたことが、緊張のせいでうまく吸えなくなることがあります。少しずつ緊張感を上げていくために、まずは小さい声で発音し、徐々に大きくするようにします。

密息の技術の最終到達点は何かと言えば、どのような負荷がかかっても、強い緊張感があって

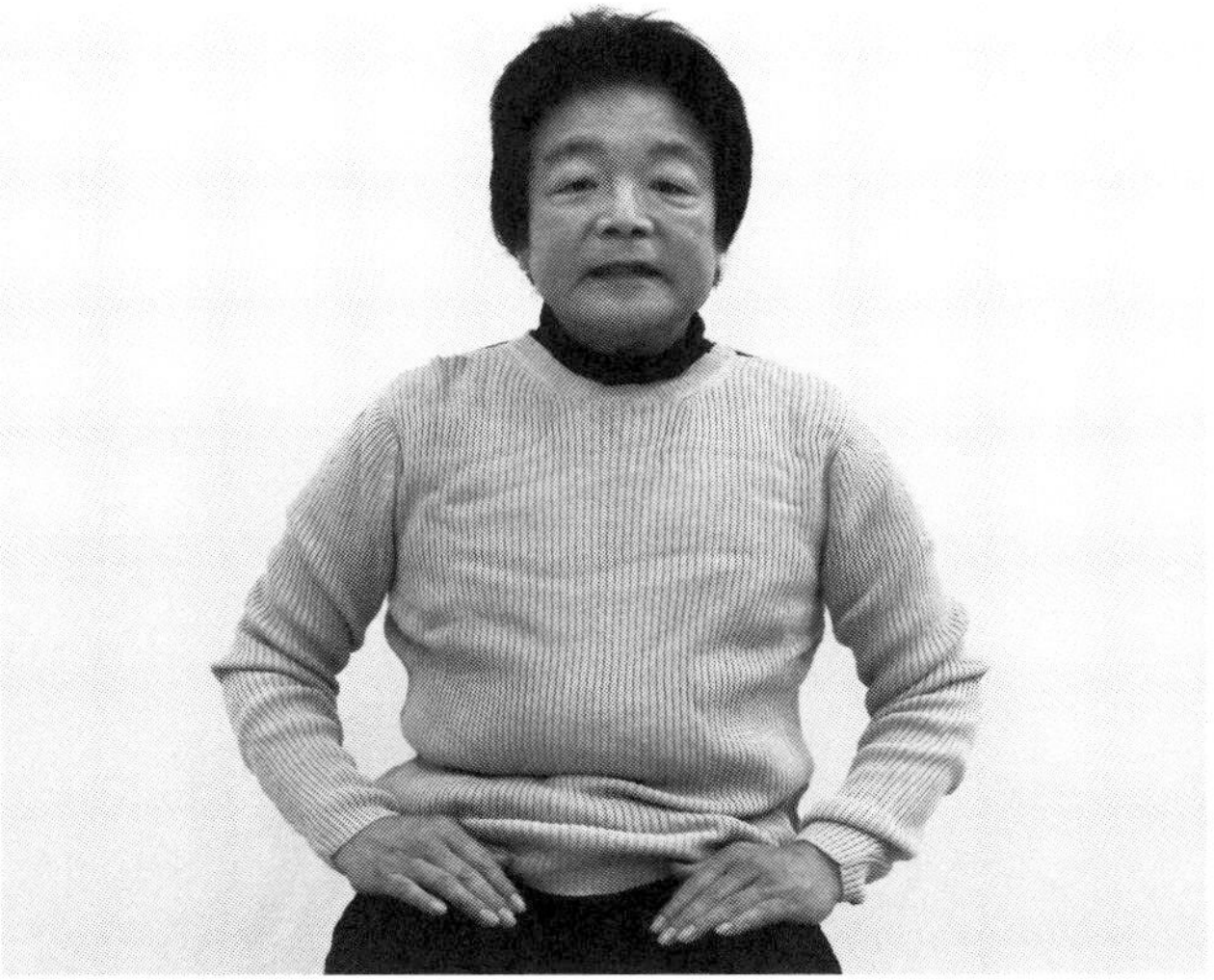

吐くときに、実際は声に出さずに「イー」と言っているとイメージして行う。

も、リラックスして深く吸えるという所にあると考えられます。そのためここからは吐く時に様々な負荷を加えて行きます。その第一段階が、ただ声を出すという事です。

今まで「フゥーッ」と吐いて、吸う練習をしてきました。そのあともう一度「フゥーッ」と吐く時に、実際には声を出しませんが、頭の中で「イー」と言っているとイメージしてみてください。人によると、これをやっただけでつい緊張して胸式呼吸になってしまう人もいます。声は出さないけれども、イメージだけ持って密息で吸うことを何度か繰り返します。そして、リラックスしてできるようになるまで練習してください。

◉声を出す2：非常に小さい声で「イー」と発音

声を出すイメージで密息をおこなう練習をするのは、どのような状態・状況で声を出しても、リラックスして「密息」で息を吸えるようになることです。気を付けたいのは、声を良い状態で出すのが目的ではないということ。そのため、声を良い状態に保とうとしないことです。

たとえば、一定の音量を保とうとする、声の最後をフェイドアウトさせてきれいに消す、音量を漸次大きくして、その後少しずつ小さくするなど、細かい発声のテクニックにこだわってはいけません。うまくきれいに声を出そうとすると、そちらに気がいってしまい、途端に胸式呼吸になってしまいます。または、身体に力が入り、緊張してしまうということになります。リラックスした状態で、密息によって息が吸えるよう集中します。

◉声を出す3：前記の「イー」を少しずつ大きい音量で行う

最後は、喉を傷めない程度に、「イー」を少しずつ大きい音量で行っていきます。出す声の音量が大きくなるにしたがって、身体的な緊張感が増します。大きな声量でもリラックスして吸う感覚をつかまえてください。

◉声を出す４：「イー」で行ってきた1〜3を、それぞれ「エー」、「ウー」、「オー」、「アー」で行う。

「イー」でできたら、次はそれを、同じことを「エ」「ウ」「オ」「ア」でもやってみます。とくに「ア」は身体が緊張しやすく、かなり難しくなるのではないでしょうか。

「イ」「エ」「ウ」「オ」「ア」は口腔の狭い順です。口腔が大きくなる程、発音の難度が増し、使用する空気の量が増加します。又、緊張度も高くなります。つまりここでは難度の低いものから始め、徐々に難度を上げて練習しているということです。

◉文章を読む（「奥の細道」を読む）

ここまで、単音を発音しながら「密息」を行いましたが、これで朗読、唱歌、スポーツ、武道などすべての状況に応用できるようになったわけではありません。単音が意味を成す単語になり、また一つの文章になることにより、その内容を表現しようとするため、無意識に緊張感を高めてしまいます。長い文章でも緊張せずに、リラックスして「密息」ができるように練習しましょう。

文章を読むときにも密息ができる。そのための練習テキストとして、松尾芭蕉の「奥の細道」を用意しました。前後半に分けて読んでいきましょう。

月日《つきひ》は百代《はくたい》の過客《かかく》にして　行《ゆき》かふ年も　又　旅人也《たびびとなり》。
舟の上に生涯《しょうがい》をうかべ　馬の口とらえて老《おい》をむかふる物《もの》は
日々《ひび》旅にして旅を栖《すみか》とす
古人《こじん》も多く旅に死せるあり
予《よ》もいづれの年よりか
片雲《へんうん》の風にさそはれて、漂泊《ひょうはく》の思ひやまず
海浜《かいひん》にさすらへ
去年《こぞ》の秋　江上《こうしょう》の破屋《はおく》に　蜘《くも》の古巣《ふるす》をはらひて　やゝ年も暮《くれ》
春立《たて》る霞《かすみ》の空に　白川《しらかわ》の関こえんと
そゞろ神《がみ》の　物につきて　心をくるはせ
道祖神《どうそじん》のまねきにあひて　取《とる》もの手につかず
もゝ引《ひき》の破《やぶれ》をつゞり　笠《かさ》の緒《お》付《つけ》かえて　三里《さんり》に灸《きゅう》すゆるより

13　松島の月　先心《まず》にか丶りて　住《すめ》る方《かた》は人に譲《ゆず》り
14　杉風《さんぷう》が別墅《べっしょ》に移《うつ》るに
15　草の戸も　住替《すみかわ》る代《よ》ぞ　ひなの家
16　面八句《おもてはちく》を庵《いおり》の柱に懸置《かけおく》

「海浜にさすらへ」までが前半です。前半は淡々と一般的な状況、個人的な状況を述べています。したがってここで目指すのは、「密息」により言葉の間を空白にすること。つまり雪白の紙の上に、言葉が浮かび上がるイメージです。

さらに言うならば、宮城県の松島のように何もない水面に島が浮かんでいる感覚。松島の美しさは、何もない水面にあるのです。何もない水面の上に一つ一つの島が浮かび、そこに松などが生えている。これにより、島と松が際立ってくるのです。何もない水面は密息にあたります。

こういった状況により、言葉一つ一つの重み輝きが増す。それを作り出すのは「密息」です。「密息」の「間」の感覚を強調するために恣意的に間隔の長短をつけます。

日本の言葉は言霊《ことだま》というが如く、その言葉が単なる道具、部品として機能するのではなく、そこに人格的または宇宙的なシステムが包含されているものとされてきました。特に日本の詩的な朗読時に日本語の美しさやインパクト、言葉の重さを表現する上で目指すイメージは、あたかも松島の風景のような、鏡のように穏やかな海面に何の前触れもなく突然現れるかのような島々の姿。
このために不可欠なのが「密息」で、“波”があって予測のきくような一般的呼吸ではこれはできない。

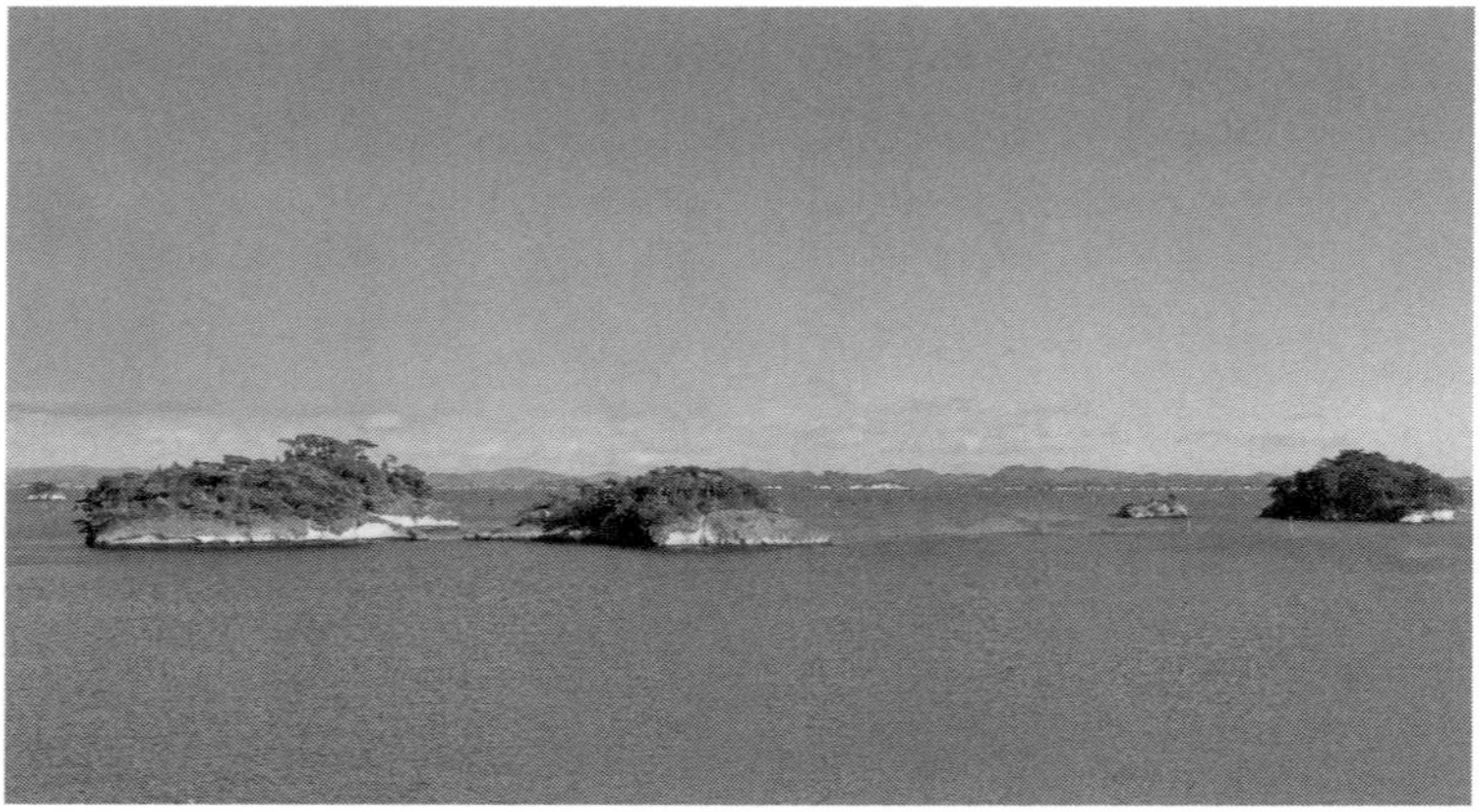

文章は、その音響および、意味の包含された小宇宙として味わうところに趣があります。従ってまずは、その言葉の音響を充分に味わうために、腹式呼吸などにより、呼吸の音で、その音響を崩したり、身体の動きでその場を壊したりしないように密息を行います。静けさの中に言葉を浮かび上がらせるのです。それにより初めて日本の詩的な文章の趣を理解することが可能になると言っても良いでしょう。

更に、西洋の文章を読むときは、音量により強調され、構造が作られますが、日本の文章では、「間」と倍音が使われます。この奥の細道では特にその「間」

を変化させることによりその構造を浮き立たせていきます。前半では強調する語の前を少し空けることにより際立たせます。後半では少しずつ間を詰めていくことにより、少しずつ緊張感を高めていきます。

① 前半部は、短い部分から練習しましょう。3行目、「栖《すみか》」と言い「密息」で吸う。それを繰り返し、リラックスできるまで行います。同様に「**栖とす**」と言い、「密息」で吸います。

② 「**旅を栖とす**」と言い、「密息」で吸います。これを繰り返します。同様に「**日々旅にして旅を栖とす**」と言い、「密息」で吸います。これを繰り返します。何度も繰り返して、苦しくなるようであれば、リラックスの仕方がまだ足りないということです。これを解決するための方法を行います。

このあたりで息が苦しくなる方が多いようです。ちょっとした難関と言えるでしょう。ここで苦しくなるのであれば、リラックスの仕方がまだ足りないということです。このあと先に進んでもどんどん苦しくなるばかりになってしまうので、このあたりでもう一度、先の中級編で練習した内容に戻って、復習しながらリラックスする感覚をつかんでください。言葉の意味を重要視すると、力が入ってしまいます。最初は単なる音として考え、密息に集中しましょう。

次に、「古人も多く旅に死せるあり」を言って密息で吸います。さらに、3行目、4行目をセットとして「日々旅にして旅を栖とす　古人も多く旅に死せるあり」「日々旅にして旅を栖とす古人も多く旅に死せるあり」を繰り返します。

■セットで繰り返す

この前に述べた2行に「予もいづれの年よりか、片雲の風にさそはれて」を加えて、セットとして繰り返します。それが可能になったら、「漂泊の思ひやまず」を加えます。同様に「海浜にさすらへ」を加えます。この辺は、だいたい長さも同じになっているので簡単にいくと思います。

文章が長くなると、一息で読むことが困難になります。さらに文章が長くなると多くの息を吐くため、緊張が増し、リラックスして吸えなくなります。この部分は文章が短いのでそういった問題が起きにくいのです。

入門者は、まず鏡を見て肩が上がっていないかチェックすると良いでしょう。肩が上がっていなければほぼ密息ができていると言って良いと思います。腹に当てている手が動いていないかを次にチェックして下さい。次にその文章を読むのに充分な息が吸えているかをチェックします。一息で一行読めない場合は吸うときにリラックスできていないということです。息を吸う前にリラックスを心懸けて下さい。

■1行目、2行目は長いので、まずは単独で行う。

「月日は百代の過客にして、行かふ年も又旅人也」の部分を朗読、「密息」で吸うということを繰り返します。

「舟の上に生涯を浮かべ馬の口とらえて老をむかふる物は」についても同様に行います。

リラックスして十分に吸うことが可能になったら、これら2行をセットにして繰り返します。

3行目以降順次加えていき、7行目「海浜にさすらへ」まで全部を読めるようにします。

■空白の時間をランダムにとる

呼吸する「間」、つまり空白の時間をランダムにとります。それにより言葉が浮き出てきます。

意味、構成を考えあわせ、様々なパターンを試行することを推奨します。

たとえば普通ですと「日々旅にして旅を栖とす▒古人も多く」と何か予想されるような形で間をとりがちなところですが、それを「旅を栖とす▒古人も多く」と少し遅くするだけでも聞こえ方は変わってきます。

句点があるはずのところで息を吸うわけですが、▒の部分を短くしたり、また「ウンスー」という具合に予想される拍子で吸うと、「古人も」という言葉がそのリズムの中に巻き込まれて埋もれてしまいます。そこで▒の部分を聴いている人の予想を裏切る程度に少し長く取ってやると、「古人も…」の言葉が際立ち、浮かび上がってくるのです。

「日々旅にして旅を栖とす▒古人も多く」とするだけでもずいぶん「古人」の重みも変わりますし、雰囲気もまったく変わってきますので、それらをいろいろやってみて下さい。逆に予想を裏切って、早く切り込んでも良いでしょう。

最初はその違いを感じとれないかもしれませんが、必ず少しずつ感じとれるようになってきます。その違いを生み出しているのは密息、つまり他ならぬあなた自身なのですから。

■構造を速さで作る

後半は8行目「去年の秋……」以降、意味、構造ともに、はっきり区切れるところがありません。点を打つならすべて読点（、）です。一つの文とも言えるので、終わりに向けて緊張感を上げていきます。ただし、西洋的に音量を上げて行くのではなく、畳み込んでいきます。あたかも、リニアモーターカーか、ホバークラフトのように。人間や機械が「グイン、グイン」とドライブしていく感じではなく、人為を超えた感じで「スーッ」と緊張感を上げます。

そのためには音量を上げずに、読む速度を上げて行きます。

第一段階として、ゆっくり自分のできる範囲で、全体の速度を少しずつ上げます。終わりに行くにしたがって、速度を上げながら読んでいきます。

「**も、引《ひき》の破《やぶれ》をつゞり　笠《かさ》の緒《お》付《つけ》かえて　三里《さんり》に灸《きゅう》すゆるより**」に至ってはかなり速く読みます。最初から読む速度を上げることと、呼吸の間を縮めることを両方やると、うまく行かずに挫折してしまうので気を付けましょう。まずは読む速度を上げることに専念して下さい。

■吸う時間を短くしていく

第二段階として次に吸う時間を短くしていきます。短くしていくことが困難な時には、「楕円の呼吸」などを思い出して、もう一度少し前のステップから行います。

吸う時間を短縮するために障害となるのは、吐いた時に入れた力です。この力を抜くことが、呼気の時間をどこまで短くできるかということに関わってきます。従って吐いた後にいかに力を抜くかという練習をすることと、最終的には、前述した、いつの間にか力が抜ける楕円の呼吸の使用が必要となってくるのです。それがうまく行かないときは文章の後半にさしかかったら力を抜くと考えても良いでしょう。

全体の速度を少しずつ上げていくやり方ですが、「去年の秋」から少しずつ速度を上げて行く、そしてその後、14行目で速度を落とします。

次は終わりにいくに従って、速度をかなり落とします。「草の戸も…」の行ではかなり遅く。そして吸う時間も長くします。

ここまでの練習は、立って朗読しても、座って朗読しても構いません。

最初のうちは立つ姿勢をつくるだけでも緊張感がありますので、座って取り組むほうがいいでしょう。とにかく緊張しないこと、リラックスした状態で行うことです。

かくいう私自身、緊張してしまう場面は少なくありません。演奏会の直前、ステージに出る前には、やはりそれなりに緊張します。多くの演奏者が登場するコンサートでは、思わぬ緊張を強

さくら

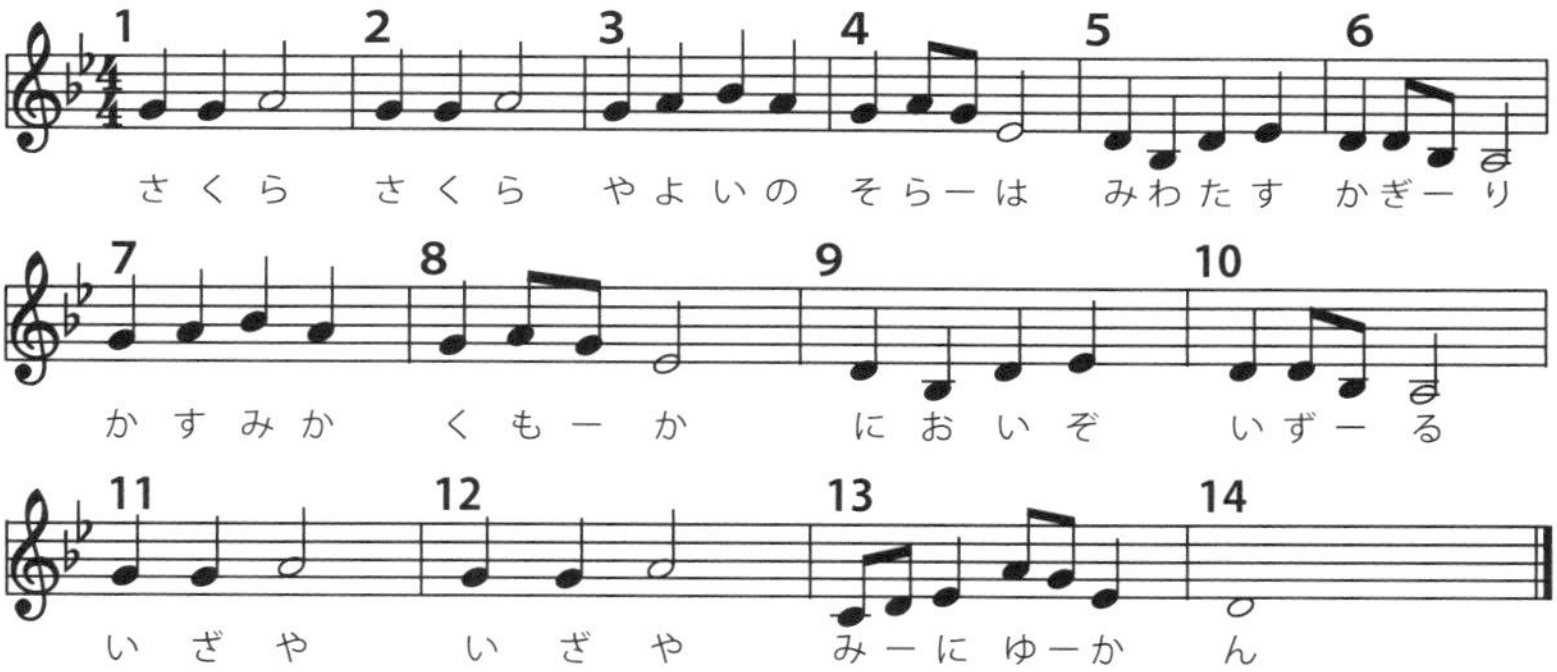
1 2 3 4 5 6
さくら さくら やよいの そらーは みわたす かぎーり
7 8 9 10
かすみか くもーか においぞ いずーる
11 12 13 14
いざや いざや みーにゆーか ん

いられることがありますし、あるときには、「あれっ、こんなに空気が入ってこないことはないのにな……」というぐらい、息が入ってこない時もあります。

結局、そういうときは緊張してお腹のあたりに力が入ってしまい、横隔膜が下がらなくなっているのです。そういうときは、とにかく骨盤を倒して、横隔膜が下がる物理的な体積を確保することです。さらに、前述したようなイメージの力を借りて横隔膜を下げるようにして、空気が自然に入ってくるようにします。そうすれば呼吸もラクになり、緊張感もなくなり、万全の状態でステージに出られるのです。

◉歌を歌う（唱歌「さくら」を歌う）

「さくら」は元来、日本の伝統的な歌なので「密息」で歌うと味わいが増します。密息で歌うと高次倍音が出やすいのと、均一な声が出しやすくなり、この曲の美しさが一層際立つのです。お聞かせできないのが残念ですが、密息の教室で生徒に合唱してもらうと、「こんな歌だったのか」と驚かれるほどの違いがあります。

基本的に音量をあまり上げたり下げたりしません。日本古来の音楽は、同じ音量で音質の変化を楽しむものが多いのです。音量を上げ下げしてしまうと、音質の変化がわかりにくくなります。音量が一定であれば、微妙な音質の変化がよくわかるのです。

■練習1：1小節ごとに「密息」で語る

① まず音高を変化させずに、語る。ただしリズムどおりに

まずはメロディーで歌わずに、語りだけで始めましょう。1小節目、「さくら」と語った次の4拍目、「密息」で吸います。「さくら（スッ）」という感じです。それを書かれているリズムどおりに繰り返します。できるようになったら「さくら」と語り4拍目の裏で吸います。つまり「ら」は3拍目から4拍目の表まで伸ばします。これもリズムどおりに繰り返します。何度繰り返しても苦しくならぬよう、リラックスして行いましょう。

②「やよいの」を語る。

次は「やよいの」というパートを語ります。「の」が４拍目にあるので、４拍目の裏で吸います。

４拍目の表で、「の」と発音しなければならないので、少し難しくなります。

先ほどは「さくらー」と音が伸びていました。伸びた音の裏で吸うのはまだ簡単なのですが、「の」と言った瞬間に裏で吸うのが非常に難しいのです。リラックスして吸えるようにしましょう。

③「そらは」を語り、４拍目の裏「密息」で吸う。

この部分は容易にできると思います。３小節目と４小節目、「やよいの空は」をセットにして繰り返します。３小節目と４小節目の４拍目の裏で息を吸い、繰り返してみましょう。

④③と同様に「みわたす」「かぎり」を行う。

「みわたす」、「かぎり」は音高が低いので、語りも低くなりがち。最も難しい箇所です。ここを突破できれば、全体もうまく語れるようになります。両方とも、喉を軽く狭くして、息を調節しながら語ります。倍音を強くして、低音を少なくしても、息を節約できます。

⑤最初の6小節を続けて語る。

1小節ごとに「密息」で吸い、この6小節を繰り返します。

⑥次に「かすみか」、「くもか」、「においぞ」、「いずる」を語る。次に、「いざや」、「いざや」、「みにゆかん」を語る。

■練習2：1小節ごとに「密息」で歌う

次にメロディーをつけて歌います。メロディーを付けるだけで身体の緊張感はさらに増します。リラックスして深く速く吸うのが困難になりますので、少しずつ歌う量を増やしていきます。

語ったときと同様に、今度は歌としてメロディをつけて、1から8までを歌います。

⑦最後に通して、「さくら」から「みにゆかん」まで通して歌う。

■練習3：2小節ごとに「密息」で語る。

再び語りで。今度は2小節ごとに「密息」で吸います。これがどうしても苦しいようなら、発声するときになるべく息を使わないようにします。顎を引き、力を抜いた、倍音が多い発声の仕方であれば、楽に行うことができます。

2小節目になると途端に難しくなるので、なかなか息が続かないかもしれません。発声する時になるべく息を使わないようにすることが大事です。顎を引き力を抜いて、喉を狭くして、少しギラギラした声であれば、少ない息で大きな音量を出すことができます。

■練習4：2小節ごとに「密息」で歌う。

今度は歌で2小節ごとで同じようにやります。内容に即して、「さくら　さくら」で1回息をし、

「やよいの　そらは」で1回息、「みわたす　かぎり」で1回息、「かすみか　くもか」で1回息、「においぞ　いずる」で1回息、そして最後までという形で歌います。

実際にはなかなか簡単にはできません。

これらの練習は、一つには「密息」の応用範囲を広げていくという過程です。また、もう一つには、朗読、歌と、より緊張感の強いものを行っても、リラックスして深く吸えるように「密息」を鍛えていくという側面もあります。

ここまでできるようになれば、「密息」でほぼ何でも出来るようになります。この段階で困難なものは管楽器の吹奏くらいです。

また、この朗読、歌が「密息」で出来るということは、かなりの緊張感に耐えながらリラックスして、速く深く吸うことができ、また効率的に声を出し、吐けるという点に到達したということでもあります。

第5章

密息を応用する

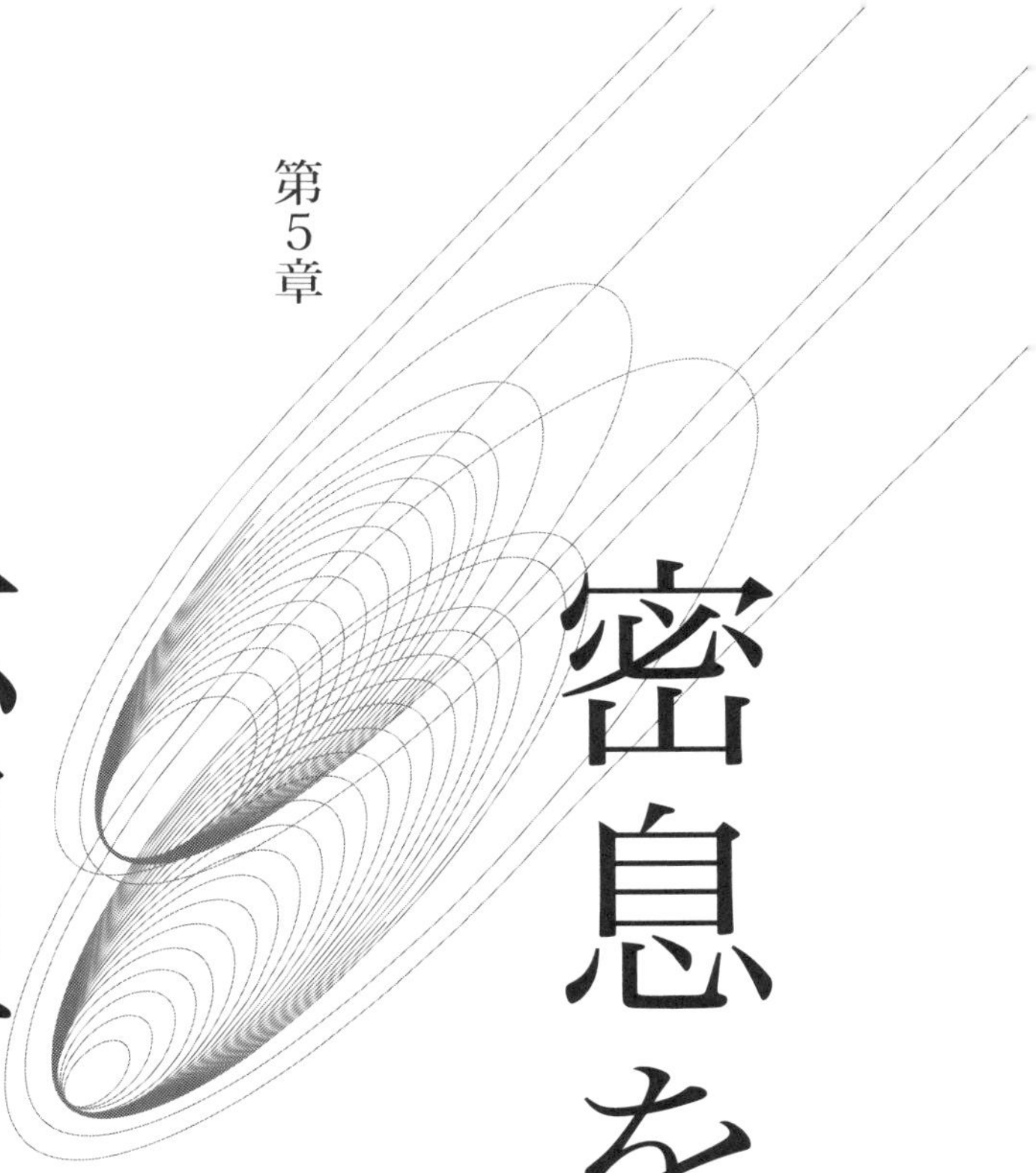

密息は無理のない姿勢で、身体のどこも力むことなく行う呼吸です。つまり、すべての生活、すべての場面で用いる事ができます。

密息は〝深い〟呼吸です。そして身体も呼吸も安定します。すべての場面で最高のパフォーマンスを提供します。

本章では、実際にさまざまな体勢、動作についてそれぞれとの密息との関係を考えてみたいと思います。

1 座る

第1章でもご紹介しましたが、日本人は骨盤を後方に倒した姿勢で座るのが基本です。

しかし、骨盤を倒した姿勢で座る習慣は、西洋人にはありません。以前、世界的なフルート奏者である友人（白人のアメリカ人）が、私の家に訪ねてきてくれたことがありました。畳の部屋に案内すると、彼は私と同じように正座をしようとしました。そうしたら、驚いたことに、前のめりに倒れてしまいました。正座ができないのです。

「どうぞ無理しないで。あぐらでいいですよ」と、あぐらの姿勢を見せたら、それも初めてだったようで、今度は後ろにひっくり返ってしまいました。骨盤が立ったままの西洋人には、あぐらをかいて全身のバランスをとることができないのです。

現代の日本人の中にも、正しい正座ができない人が増えています。両足を少しハの字に開いて、そこにお尻をストンと落ち着けるのが正しい座り方です。正座ができない人は、両足を閉じてかかとの上にお尻を乗せようとします。かかとをハの字に開いて、そこにお尻を落ち着けることができればいいのですが、足首が硬くてそれもできない。すると、お尻がぐらついてしまい、落ち着いて座ることができません。足もしびれて仕方がないでしょう。

今、問題なのは、このように骨盤を落ち着ける事ができないでいる日本人が増えている事なのではないでしょうか。西洋の方が無理に日本の習慣を取り入れる必要はないですが、日本人が日本人本来のあるべき姿を失っているとすれば、それはおそらく姿だけにはとどまらないのです。

落語の名人の座り方を見ていますと、座布団に沈み込むような姿勢で座っています。立川談志の高座を見たとき、それを実感しました。骨盤を倒して、腰がないように見えるほど、低い姿勢なのです。

地歌の藤井昭子さんは、「最近の若い演奏家はみんな骨盤が起きてる」と指摘していました。

彼女は骨盤をかなり倒して呼吸量を確保しているそうです。着物の帯をわざと緩くして、骨盤を倒すことによってお腹を前にせり出させ、お腹と帯で着物を挟んでそれでグッと締めると言っていました。

坐禅が日本で盛んになったというのも、この骨盤を倒した座り方が鍵となっていると考えられます。この座り方を行うと、骨盤が倒れているため身体が安定し、リラックスし、感覚が鋭敏になります。また、呼吸量が増大するため、リラックスし、血流が増え、血中の酸素量も増大します。これらの結果、静的で安定し、リラックスしているが、身体内、脳内での活動は盛んで覚醒している状態になります。

仏教では、真理を体得した人を覚者と言いますが、特にこの覚者となるための状況を、この座り方、呼吸法が醸成したと考えられます。特に座ること、坐禅を重視した禅が日本で発展したのはこの辺りに理由があると考えられます。

2⁄…… 腰かける

日本人が椅子に腰かける文化に馴染むようになったのは、高度経済成長期以降でしょうか。そ

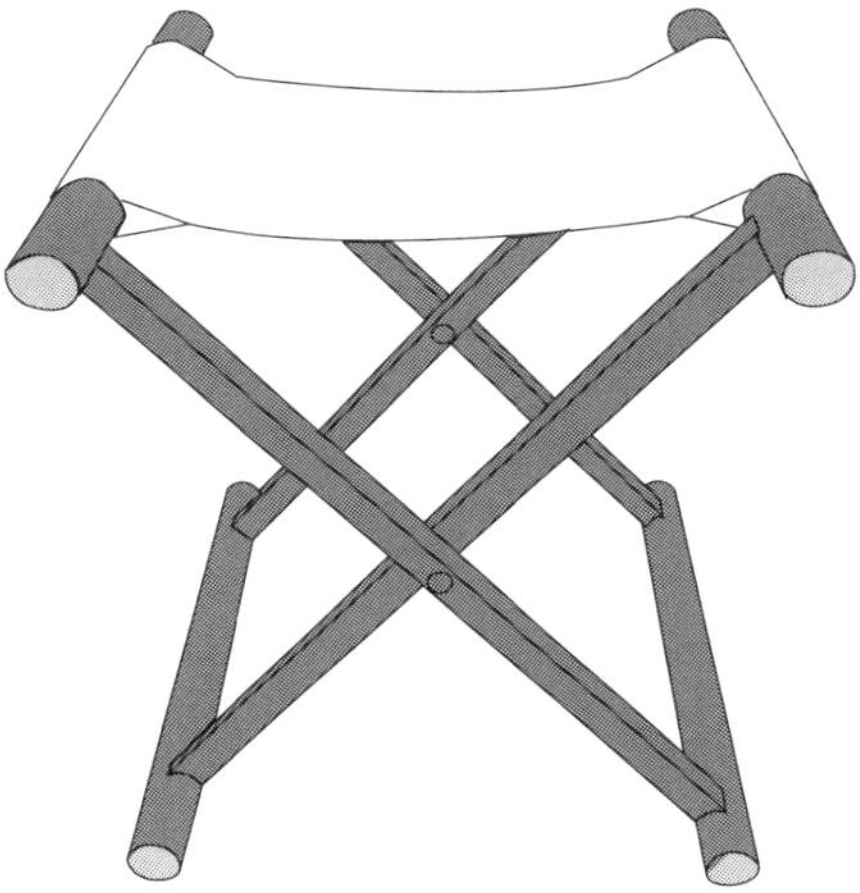

床机（しょうぎ）

れまでは日本家屋の畳の部屋で、ちゃぶ台を囲んで一家揃って食事をするのが当たり前の光景でした。

ただ、昔の武士は、床机（しょうぎ）に座ることがありました。床机というのは今、われわれが座ろうと思うと、座面があまりに低くて、非常に座りにくい。なぜこんなに低いかというと、骨盤を立てたまま座ろうとするからです。普通の椅子に座る感覚ではうまく座れません。骨盤を倒してみると、腰が落ち着きます。

この姿勢、どこかで見たことがありませんか？　そう、日本の電車でよく見かける姿勢です。とくに若者に顕著ですが、シートに浅く座り、脚を開いてだらしなく座ってる格好にそっくりです。

昔の人と違うのは、骨盤を起こしている筋肉もないため、倒さざるを得ないということです。骨盤を倒して上体を保てる昔の日本人の筋肉が失われているので、だらしがない格好になってしまうのです。

骨盤を倒して座ると、腹を凹ませることが困難になり、そのためほぼ密息になります。

3/…しゃがむ

骨盤を倒した伝統的な座り方です。私が大学生のころ、横浜の寿町のあたりに住んでいたことがあります。朝、学校に行く時から、路上にしゃがんで酒を飲んでいる人がいます。いわゆる〝ヤンキー座り〟です。夕方、学校から帰ってくると、驚くことに、ほぼ同じ姿勢で座り続けています。つまり、ずっとしゃがみっぱなしです。

その姿勢がキープできるということは、骨盤が倒れていて楽な姿勢ということです。ところが、欧米ではこのしゃがみ座りをする人は皆無に等しい。アメリカ人でも、ヤンキー座りはしません。骨盤を立てている欧米人には、無理な姿勢なのです。

しゃがむと必然的に、腹式呼吸などはできなく、誰でも密息になってしまいます。腹式呼吸をするにはものすごく無理があるという感じで、やるぞと思ってやらないかぎりは腹式にはなりま

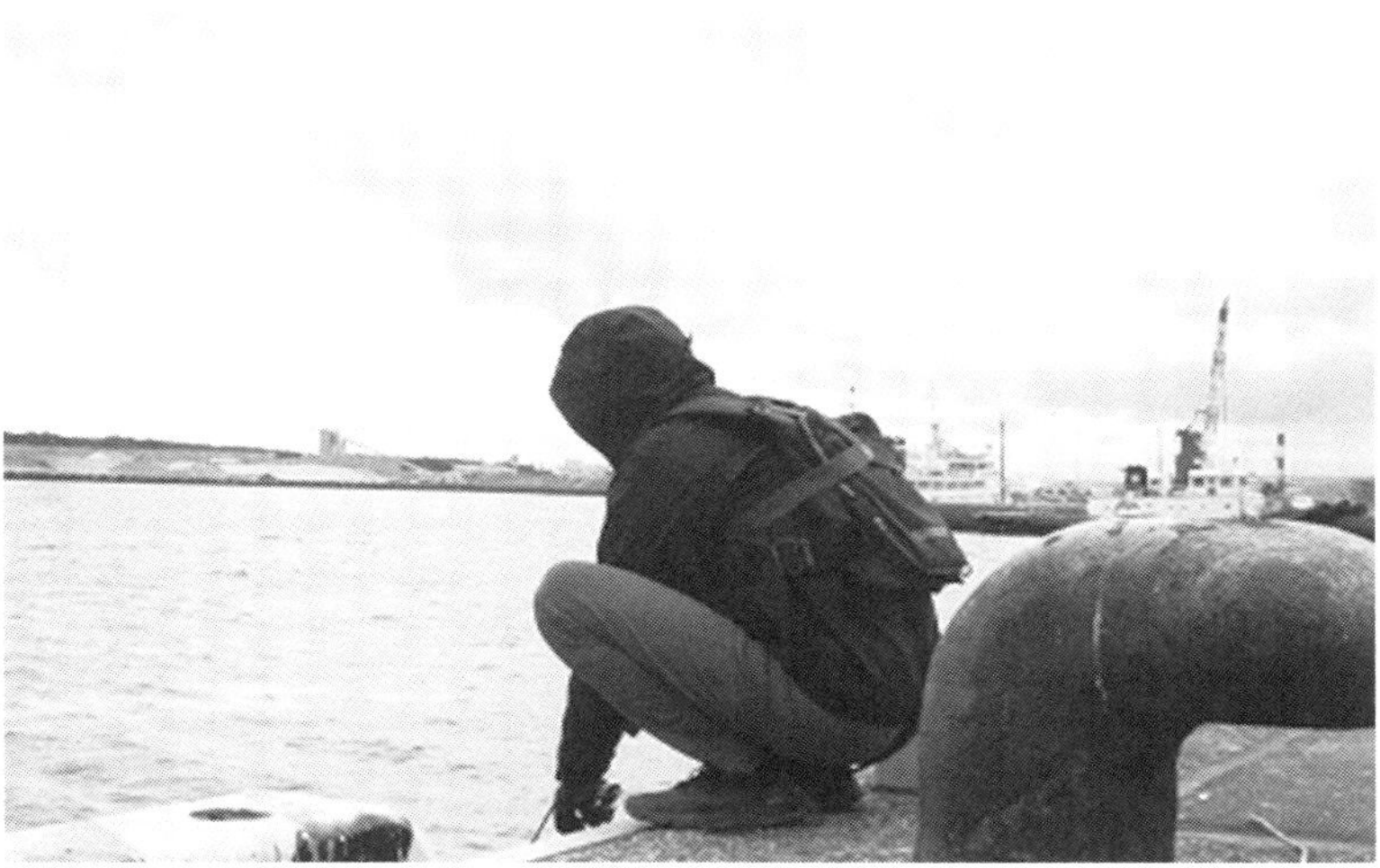

せん。
しゃがむと、骨盤を倒さなければならなくなり、しかも上体を引き上げることが非常に難しくなります。すると腹式呼吸はもちろん、上体を上げる逆腹式呼吸、胸式呼吸が困難になるので、ほぼ必然的に密息になります。どうしても密息の状態がわからない、または、密息をやっているつもりがいつの間にか逆腹式呼吸、胸式呼吸になってしまう人は、導入として、しゃがんだ姿勢（ヤンキー座り）を試してみるのも良いでしょう。

このしゃがむという姿勢をとれなくなっている人が急増しています。おもに足首、膝、腰の柔軟性が足りないことによるようで、この姿勢をとろうとすると後方にひっくり返ってしまうのです。

つまり、日本人があまりこの姿勢をとらなくなってきているということです。原因としては、生活、労働などの習慣が変わってきたということです。トイレなどもその一つと考えられます。

4/…構える

〝構える〟というのもいろいろありますが、まず第一は、足の裏で地面をつかむ感覚です。膝を伸ばして、いわゆる良い姿勢で立ってみましょう。足のどこが地面についているでしょうか。おそらく踵か、指の付け根でしょう。しかし、これでは地面をつかんだことにはなりません。それでは次に膝を少し曲げて立ってみましょう。当然骨盤も少し倒れることになります。足の裏の具合はいかがですか？　足の裏の全面が着いているのではないでしょうか。足で床をつかむ感じがするのではないでしょうか。

〝構える〟姿勢はさまざまな状況に対応するために、行う姿勢です。そのために、膝を曲げ足裏全面で地面をつかみ、身体を安定させます。地下足袋や最近流行の五本指ソックスも、地面をつかみやすくする効果があります。

構える時に、やはり骨盤と上体が一体化します。武術家の甲野善紀さんによると、「ねじらない、

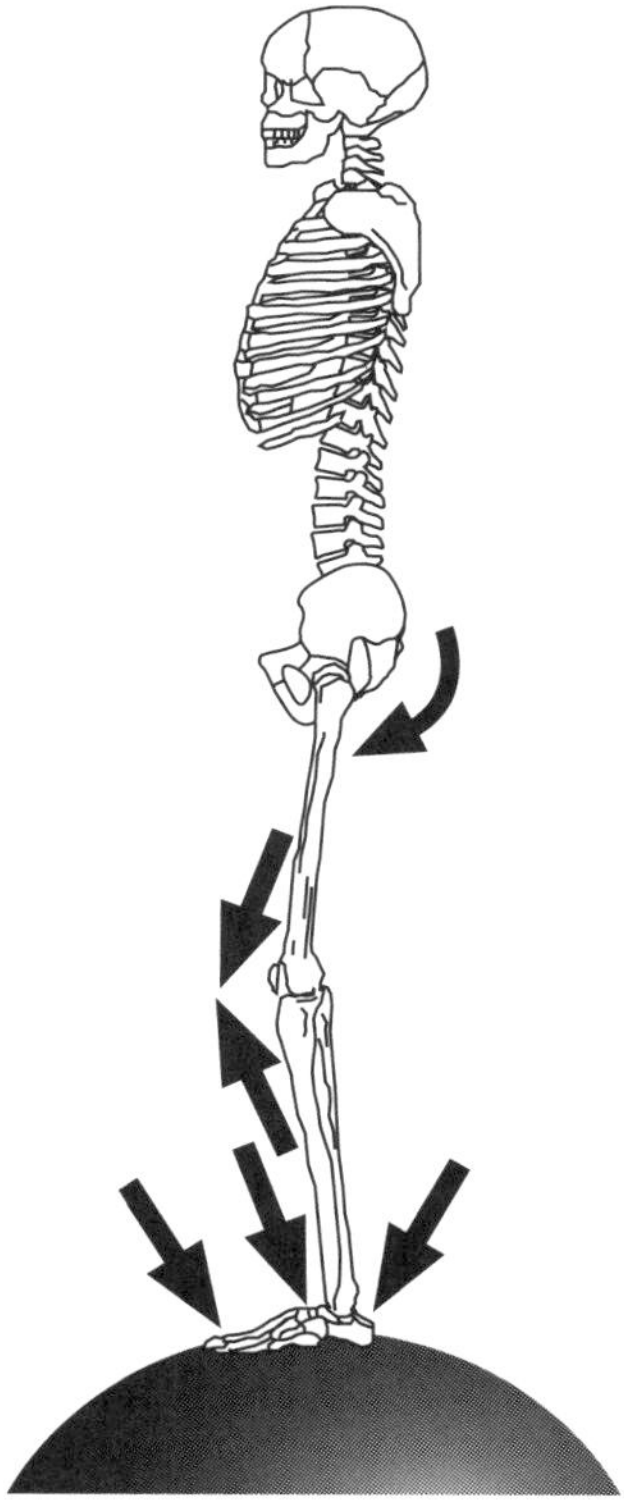

〝足で床をつかむ〟には、骨盤を倒して膝を曲げる〝密息の姿勢〟が適する。

ひねらない、うねらない」形です。

また、武術においては密息ならば吸う時間がほとんどなくなるのでスキがないという事になります。

構える対象によって異なりますが、さらに膝を曲げ骨盤を倒し、足を開けば、安定性は増すでしょう。

この体勢をとると、押されても、崩されなくなります。それは、全身が安定しているという事と、それでいてかつリラックスできているから、という事によります。

試しに、全身の筋肉を力ませて、がっちりと固めようとしてみて下さい。そういう状態は、押されれば意外にもろく崩れてしまいます。

〝足の裏で地面をつかむ〟という例を先にあげたのも、常に足の裏で地面をつかまえているから強いのではなく、どんな方向から押されても、瞬時に適切な反応としての〝つかみ方〟ができる、という事なのです。そのためにも、リラックス状態である事が重要になってきます。

〝リラックス〟は、〝最強〟です。

5／… 歩く

骨盤が倒れて骨盤と上体が一体化すると、必然的にナンバになります。それは体がひねりにくくなるからです。

骨盤を倒すと腰の部分が後方へ曲がります。すると背中、腰の筋肉が伸びた状態になります。そこで腰と背中の回転を行おうとすると、さらに一部の筋肉を伸ばさなければなりません。しかし、その筋肉はすでに伸びた状態であるので、それ以上伸ばすことが出来ません。従って骨盤を倒すと、腰と背中の回転運動は出来ないことになります。手足を逆に出すという事は、腰と背中が逆に動くという事。つまり腰と背中の回転運動が起きるということです。ゆえに、骨盤を倒すということは、手足を逆に出せない、手足の同じ側を出すこと、つまり、ナンバになるということになるのです。

ナンバは重心が安定します。これは、鉄人28号とＨＯＮＤＡのアシモの違いです。重心が鉄人28号の場合には足から足へと移りますが、アシモの場合には尾てい骨の下に常に重心があるということです。

鉄人28号が実在するとして、その重心の事を考えてみます。まず、骨盤が起きているとします。これで立ってるとどこに重心があるかというと、この身体の中心の真下にあるわけです。両足の中間にあるわけです。歩き出すと中心から出した足に移ります。右足が着地したら、右足の上にあります。歩くに従って着地した足のところに重心があります。

鉄人28号が石を踏んでしまった場合、その踏んだ足の上に重心がありますからゴロンと転んでしまう恐れがあります。ところが骨盤が倒れているアシモの場合には、重心が尾てい骨の下にあります。歩行するとき前に出す足には、重心が乗っていません。すると、足が石に乗ったとしても転びにくいのです。

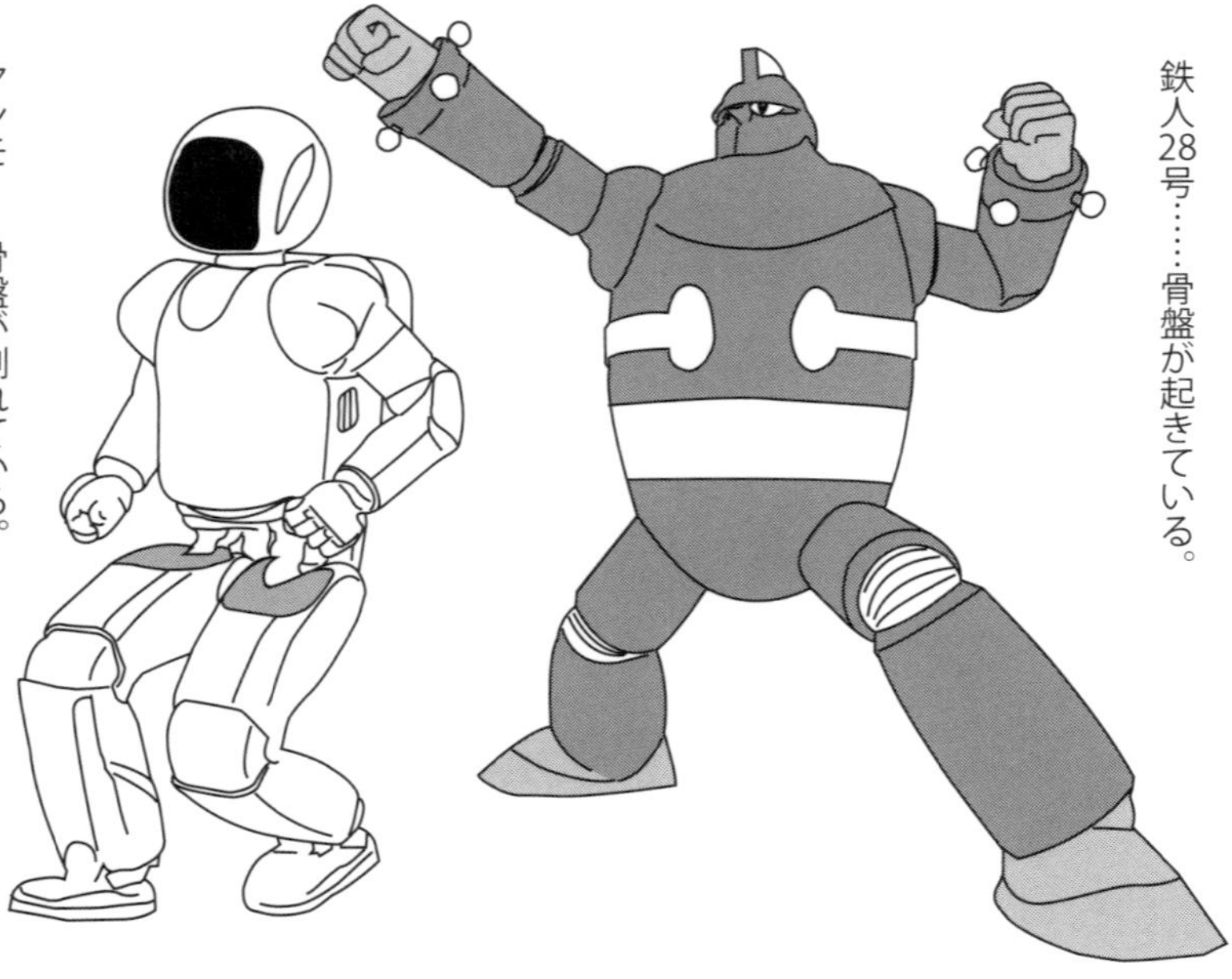
鉄人28号……骨盤が起きている。
アシモ……骨盤が倒れている。

武道家の甲野善紀さんと対談した時、「日本人の歩き方というのは、敬って水をこぼさずに持っていく感覚だ」とおっしゃっていました。薄い鉢に水がたまっていて、それをうやうやしく運んでいくときに、すり足をします。すり足では、足に体重を乗せません。重心を尾てい骨の下に置いて、腰を落とし、足を滑らせることによって前進します。

密息でとる骨盤後傾姿勢は、いわば日本人の基本であり、日本武術の基本でもあると思います。体の重心が下にあることで安定。尾てい骨の下にあり、足の上にないことから、足の部分が不安定になっても身体の安定を保ちやすい。上下動、回転運動が無くなるので無駄な動きが無くなり安定すると同時に疲労しにくい、という利点があります。どのような急傾斜、どのような足場の悪さにも対応します。現代人からすれば驚くほど長い時間歩き続けられた江戸期以前の日本人は、きっとこの密息の体勢で歩いていたのでしょう。

6/…走る

古来の日本人は、現代の私たちがやっているような西洋的な意味での「走る」行為ができなかったそうです。足が速く動くだけです。結局歩いてるのと、ほとんど同じ状況になってしまう。曲がる時も、同じ動きのまま曲がっていっていたようです。

重心が尾てい骨の下にあるので基本的に、身体を傾けません。

大正から昭和初期を代表する歌舞伎俳優の十五代目市村羽左衛門は、父親がフランス生まれのアメリカ人だったこともあり、西洋的な文化に触れる機会が多かったようです。歌舞伎の世界で初めて花道から舞台に向かうとき、体を傾けて現代のランニングの姿勢で走ったのだそうです。その姿に当時の観客は度肝を抜かれたという記述が残っています。昔の日本人には、現代のわれわれがいうところの「走る」という概念はなかったのです。

昔の飛脚も、今のマラソンランナーのような形では走っていなかったと想像できます。
シドニー五輪の男子100メートル走で活躍し、同競技の日本記録保持者でもある伊東浩司さんは、走りの研究をするためトップアスリートたちの骨盤を調べたそうです。その結果、黒人選手は骨盤が前に傾き、日本人は後傾、白人はその真ん中あたりのポジションだということがわかったそうです。そこで伊東さんは、黒人選手の骨盤の傾きを取り入れ、自分の走法をつくりあげました。

一方、その後末續慎吾選手はナンバ走りとして、足を高く上げず、骨盤を倒した走り方を採用しました。

私自身は、単純に考えると陸上競技においては西洋的な走りの方が有利だと考えます。しかし、そこに安定性、無駄の少なさを考えると、ナンバ走り、密息も多くの有利な面を持っていると考えられます。ただ走るスピードだけでなくそこに安定性も必要とされる競技、例えばサッカーなどでは、大きな利点があるのではないでしょうか？

7／… 登る

山の多い日本では、「登る」という行為が常に生活の中にありました。これが密息が生まれる背景の大きな要素になっていると言っても過言ではありません。

傾斜が強いと膝を曲げなければなりません。すると骨盤を倒し腹を出した状態でなくてはならなくなります。その結果として「密息」をせざるを得なくなったのです。従って登るときには、骨盤を倒し、密息をせざるを得ないと同時に、それが登るということに最も向いている姿勢であり、呼吸であると言えるのです。さらに急な坂になれば、ほとんど誰でも必然的にナンバになっていきます。急な坂を登る時に、手足を左右逆に出すことは出来ません。

ナンバであると、重心の移動、特に上下動が少ないため、手足を左右逆に出すときと比べ、少ない力で登ることが出来るのです。

8 引く

引くという動きの基本は、自分の体の重心に物を引き寄せることです。密息の場合は体の重心が後にあり、安定しているので、グイッと容易に引き寄せることができます。だからノコギリ、カンナ、包丁なども、すべて引くときに切るようになっています。そのほかにも日本では、大八車やリヤカーなど、さまざまなものを引いて運んでいます。押すよりも引く民族文化なのです。逆に「押す」という動作は、体の重心からものを押し出すので、骨盤が倒れていると重心を前に移動しにくいため、困難となります。

9 担ぐ

担ぐ動作の典型は神輿《みこし》です。私の父の故郷が岐阜の神戸《ごうど》で、その地域で火祭りと呼ばれている、重い神輿を担いで全速力で走る祭礼があります。よくあれほど重い神輿をダッシュで担げるものだと感心します。骨盤が安定した状態で担ぐため、神輿が上下動せず、スーッとレールの上を滑るように進んでいくのです。西洋人には難しいかもしれません。

父によると、岐阜を出て名古屋などの都市に働きに出て、久しぶりに戻ってきた人が担ぎ手に加わると、神輿が揺れてしまってどうしようもないらしいのです。これを地元では「神輿が笑う」と表現しています。神輿が笑うと担ぎ手の肩に負担がかかり、肩を傷めてしまうそうです。そんな災難を避けるため、都会に出た人間には神輿を担がせるなと言っていたそうです。

筋骨隆々のウェイトリフティング部の人と、年配者も含む神輿保存会の人が、どれだけ重い神輿を担げるかという実験がテレビで行われていました。

ウェイトリフティング部の人は一人当たり40キロのものしか担げませんでした。しかし、神輿保存会のメンバーは、50キロでも大丈夫でした。神輿保存会のメンバーは上下動させずに担げるのです。科学的に分析すると、神輿保存会の人が50キロのものを担いで歩くとき、足にかかる負荷は70キロです。ところが、ウェイトリフティング部の人は軽々担ぎ上げたとしても、歩くときに上下に揺れるので、負荷がおよそ2倍の135キロになってしまうそうです。そのためたいへんな力持ちのウエイトリフティング部の人なのに、ある程度の重さで音を上げてしまうのです。

スポーツ科学、トレーニング科学の発達により、人間の身体能力は過去から未来へ限りなく上昇し続けているように見えます。けれども、もしかしたら、かつての人間は今に匹敵するもの、むしろそれを上回るものを、すでに手に入れていたのかもしれません。

終章

呼吸をコントロールする事

~人間だけが獲得した"呼吸術"

1／自分を〝落ち着かせる〟ことができる能力

あがったり、緊張したり、ドキドキしているような時、深い呼吸を繰り返すと、少しずつ落ち着いてきます。これは〝加速系〟であるところの交感神経より〝抑制系〟である副交感神経が優位になるからであって、これは現代医学でもきちんと解明されています。

ただ、よくよく考えてみると、これはずいぶん不思議な構造のように思います。ドキドキしているような状態を「改善したい」と思わない限りは無意味なシステムですから。

動物はすべて、呼吸をする事によって生きています。そしてそれは例外なく、それを意識せずとも働く不随意運動として働いているメカニズムです。でなければ、死んでしまいます。

呼吸には実は3段階あって、第一段階は「代謝性呼吸」と呼ばれるものです。これはまさに生きるための呼吸です。

この段階の呼吸では、大量に息を吸うと、中で二酸化炭素ができてきて、この二酸化炭素の濃度はpHつまり、酸、アルカリの度合いを変えます。pHが酸性の方にいったら、酸素が足りないなという事で、取り込もうと呼吸をする。アルカリ性の方に傾いたら、過呼吸だという事でちょっ

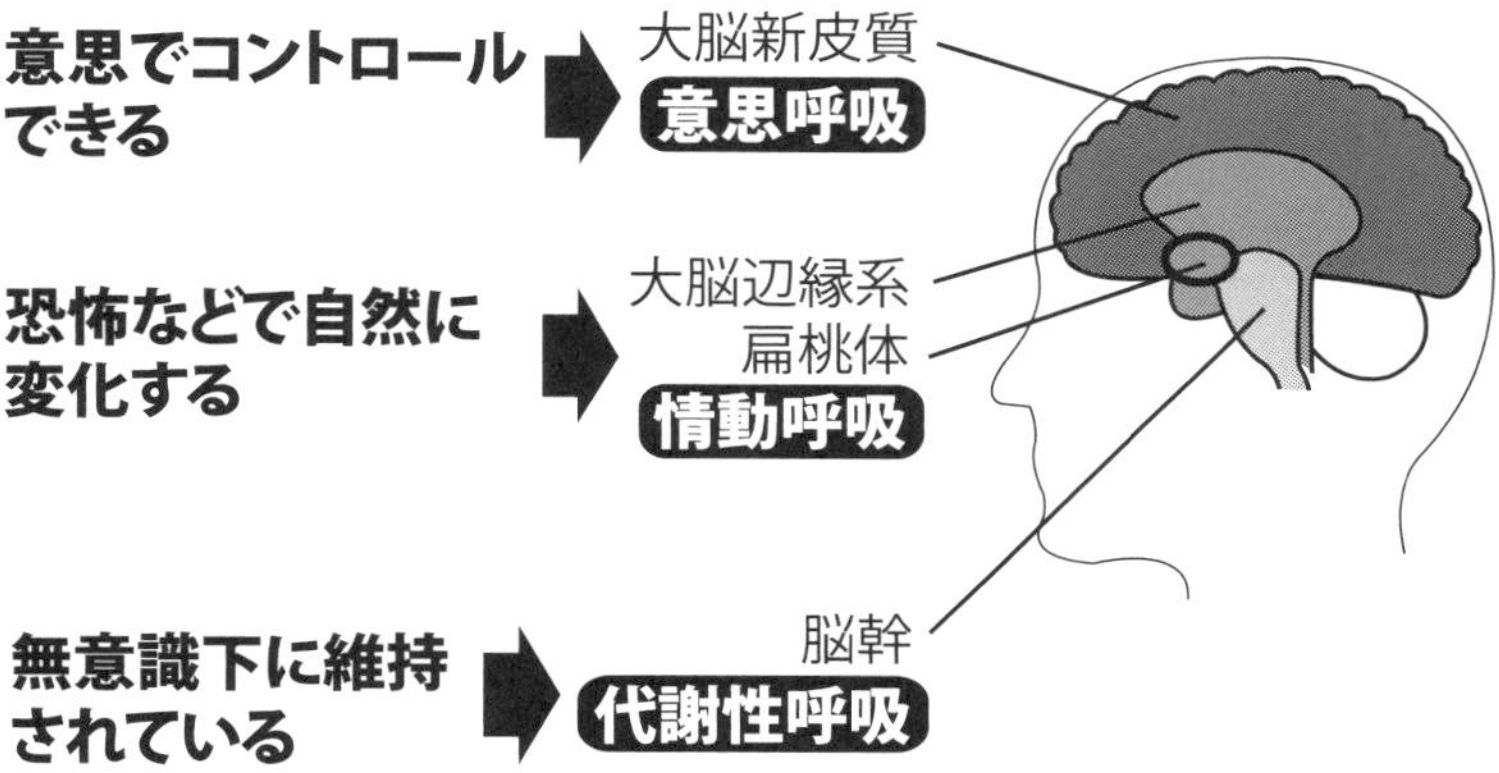

と抑える方向に動く。意識せずとも自然に働きます。

第二段階は「情動呼吸」といって、脳が発達した動物に見られます。脳には扁桃体というものがあり、そこが、我々の恐怖などを作り出します。例えば、自分に危害を及ぼすような存在に出会った時、扁桃体が活性化し、心拍や呼吸が激しくなってハアハアするようになる。これも突発的に動けるようにとか、より酸素を取り入れて早く走れ、さらに強い力を出すなど、なんとか逃げのびようとするシステムなのです。

ここまでが動物が持っているものと同じで、自分でコントロールできない。いわばオートマティックになっています。自分以外のもう一人の自分がいるようなもので、もしライオンが現れてしまえば、落ち着いて何か考えたくても考えられない。

ところが、これが実は不利な状況も作り出している、という事に人間は気づいたのだと思われます。これが第三段階です。

もしライオンが目の前に現れたとしても、本当は冷静な判断ができなければならない訳です。冷静な判断ができた方が得だと気づけた訳なのです。

今の私達の社会で言えば、人々の前に出て、何か演説をしろ、と言われた状況を考えてみましょう。落ち着いた方がいい演説ができるけれど、人々の多くの顔を見ただけで、緊張し、できない。そういう場面で、意識的に呼吸を行う事によって落ち着いた自分を取り戻せるようになっていきました。交感神経と副交感神経を呼吸によりコントロールできるようになってきたのです。これが不随意運動であるはずの呼吸を随意運動として行うという方法で、人間だけが獲得したものです。

地球上のあらゆる生物の中で、人間に特別な役割が課せられているのかどうかはわかりません。ただ、人間は不随意運動であるはずの呼吸を〝コントロール〟する事ができるようになった。つまりは、「意識的に生きる」という事を獲得したのです。

恐怖に支配されて、危機状況の時は情動呼吸で動く、というのも生物として一つの正しいあり方ではあったと思われます。けれども、その恐怖の支配を逆転させた。その意味は大きいと思います。人間は呼吸により自律したのです。

2…密息で到達した境地

その随意呼吸を突き詰めたのが「密息」です。

織田信長はじめ多くの武将が能を嗜んだのも、殺し合う戦乱の世のストレスを自分で抑え、冷静になり、勝利を掴《つか》むためのものです。その能で行われている呼吸、それが「密息」です。

日本の社会、文化というものは、「密息」で心身をコントロールする事によって、成り立ってきた面が大きいと考えられます。

恐怖を抑えるだけではなく、精神を集中、身体を安定、さらに効率的に動かすために、呼吸を探究していったのだと考えられます。そして、その結果として、集大成として「密息」という呼吸法は見出されたのだと考えられます。

世界中には、この「密息」に相当するような呼吸術を持っている民族もあるかもしれませんが、この「密息」にはやはり日本独特の特異性を感じます。

それは、基本的に、全く何もしていないかのように静かである事。そして予兆なく突然に、ものすごい〝深み〟〝激しさ〟が出現する事です。静寂を聴かせる音楽とも言われる尺八そのものの

でもあると、私は感じます。

スポーツや世界の格闘技と日本の武術の一番の違いはそこをどう使っているか、という事でもあります。スピードや手数で勝つという方法論もあるかと思いますが、日本の武術は間の取り合いから始まって、一瞬、一発で決める、という世界です。

そこでハアハアやっている訳にはいきません。日本の武術、芸術では、呼吸は表面上はしないのが理想です。だからこそ「密息」に行き着くのだと思います。

3/… 呼吸はまだまだわかっていない!?

人間が呼吸を〝コントロール〟するようになったのも、生物の歴史においては、最近の事だと思います。不随意運動であった呼吸を随意運動として行う中で、楽器演奏のような事も、人間はできるようになりました。

しかし、呼吸にはまだまだ〝先〟があるのかもしれません。

先ほど、深い呼吸をすれば落ち着く事は医学的に解明されていると言いましたが、そのメカニズムにはまだまだ謎が多いと言えます。

ただ、そんな中で、人間は確かに呼吸をコントロールして、生きるという事を能動的に、主体的に遂行するという事を獲得した、という事は間違いなく言えると思います。

もしかすると、「情動呼吸」までで、生物は十分完成していたのかもしれません。しかし、その先を発見した人間には、何らかの〝使命〟めいたものが課せられているような気もします。とにかく、我々は「随意呼吸」「密息」を手に入れ、自らをコントロールし、さまざまな障壁に立ち向かっていけるようになりました。これは、生物の歴史の中において非常に特別な段階を生きていると言えるのではないでしょうか。

今、人間の世界ではストレスも価値観も多様化して、皆それぞれの悩み、問題、危機に向き合っているのだと思います。これらに、私達人類が冷静に立ち向かい、主体的に最善を尽くすためには何が必要なのでしょう。

その答の一つが「随意呼吸」であり、「密息」であると考えられます。「密息」は人類の大きな味方となるはずです。

ストレスで身体を悪くしてしまったり、精神的に落ち込んでしまうことも、誰にでも起こることです。

そのような時、「密息」を行ってみて下さい。きっと、世界が、自分が変わってくるでしょう。

中村明一著書

「密息」で身体が変わる
永年の探究により体得した呼吸法「密息」から日本文化を解き明かす。
新潮社　1,050 円

倍音――音・ことば・身体の文化誌
こころに響く音の謎。日本人の脳と身体に眠る驚きの秘密とは。
春秋社　1,890 円

あの人の声は、なぜ伝わるのか
相手の心に届く　揺さぶる　「倍音」コミュニケーション術
たった２つの「声」を使い分けるだけで仕事も人間関係ももっとうまくいく！
幻冬舎エデュケーション　1,296 円

――共著――
僕らが育った時代 1967-1973　共著　武蔵 73 会―編
一人一人が立ち返っていく場所、それが 1967-1973 年の武蔵だった。
れんが書房新社　2,000 円

僕らが生きた時代 1973-2013　共著　武蔵 73 会―編
僕らが育った武蔵学園から飛び立って 40 年､舞い戻った僕らは､これからどう生きるのか？
れんが書房新社　1,500 円

奇抜の人　―対談　木村俊介
埴谷雄高のことを 27 人はこう語った
平凡社　2,000 円

邦楽器作りの匠たち　奈良部和美
トップ奏者が求める理想の音に邦楽器づくりの匠たちはいかに応えるのか？
株式会社ヤマハミュージックメディア　1,800 円

企業と文化の対話　共著　佐々木晃彦―編
メセナ、企業の社会貢献、芸術文化支援の現状と将来の課題。
東海大学出版会　2,060 円

町に音楽を　共著　　岡敬三―編
毎週開催、26 年つづけて 1254 回。日本で唯一、町に根ざしたコンサートから音楽の明日を問う。
東京図書出版　1,300 円

侘び・数奇・余白　アートにひそむ負の想像力―対談　松岡正剛
山水ラディカル、侘び寂びアバンギャルド。
春秋社　1,800 円

日本の身体　共著　内田樹
日本人には固有の身体技法がある。
新潮社　1,500 円

中村明一 CD リスト

◎虚無僧尺八の世界 京都の尺八 II 明暗真法流　鶴の巣籠
(日本伝統文化財団 /VZCG-8570 ～ 1)

深遠・超音楽の宇宙。呼吸と音響の達人、渾身のライフワーク最終章。もっとも古い虚無僧の流派に挑む。
◎虚無僧尺八の世界 鹿の遠音　江戸の尺八　琴古流　(ビクター /VZCG-784)
音が時空を切り裂き、静謐な虚空に鈴が鳴る。　枯淡虚静、虚無僧尺八の世界。
◎虚無僧尺八の世界 京都の尺八 I 虚空　(ビクター /VZCG-680)
虚無僧の総本山＝京都明暗寺に伝承される尺八曲を収録。

激しさと緊張感の中に音色の変化の妙が存分に味わえる「打波」、透徹した静謐さに浸る「心月」など。
◎虚無僧尺八の世界 東北の尺八 霊慕　(ビクター /VZCG-610)
岩手・宮城・福島の虚無僧寺に伝承される尺八曲を収録。名曲「鶴の巣籠」をはじめ、重厚な音楽にちりばめられた繊細なテクニック。
◎虚無僧尺八の世界 北陸の尺八 三谷　(ビクター /VZCG-349)
平成 17 年度文化庁芸術祭レコード部門優秀賞受賞。
新潟と富山の虚無僧寺に伝承される尺八曲。全国唯一、富山県国泰寺での虚無僧尺八と読経との合奏の現地録音も収録。
◎虚無僧尺八の世界 九州の尺八 大菩薩　(コロムビア /COCJ-31519)
九州地方の虚無僧寺に伝わる尺八曲を収録。壮絶なる大曲「大菩薩」他。
◎虚無僧尺八の世界 津軽の尺八 根笹派錦風流　(コロムビア /COCJ-30927)
津軽地方に伝承される、独特の技法をもつ「根笹派錦風流」の現存する全ての曲を収録。
◎虚無僧尺八の世界 薩慈　(コロムビア /COCJ-30465)
平成 11 年度文化庁芸術祭レコード部門優秀賞およびコロムビア・ゴールデン・ディスク賞特別賞受賞。
全国の虚無僧寺に伝承される名曲を収録。
◎ Kokoo/ZOOM　(キング /KICP681)
中村明一の尺八と箏 2 名からなるバンド「Kokoo(コクー)」のファーストアルバム。
◎ Kokoo/super-nova　(キング /KICP716)
「Kokoo」のセカンドアルバム。往年のロックの名曲を第一線で活躍中の編曲家 10 名の手でリメイク。
◎ Kokoo/moon　(マクセル /MQCP-1)
「Kokoo」のマキシシングル。地歌の声を活かしたスピリチュアルな世界。

◎**日・月**　（国内＝フォンテック/FOCD3189；欧米＝ニューアルビオン・レコーズ/NA069CD)
中村明一からの委嘱作品を中心とした佐藤聰明作品集。月刊「ステレオ」で特選。
◎ **FOREST/Neutral Point**　（ビクター/VICG-8026)
自己のバンド「FOREST」による自己プロデュースアルバム。米国FM局で8位にランクイン。

中村明一尺八楽譜リスト

【初級楽譜】

明暗流対山派	虚鈴
明暗真法流	手解鈴法
博多一朝軒	供養曲
琴古流	一二三調
明暗真法流	焼香文
明暗流対山派	本調
勢州鈴法山普済寺	手向
明暗真法流	懺悔文

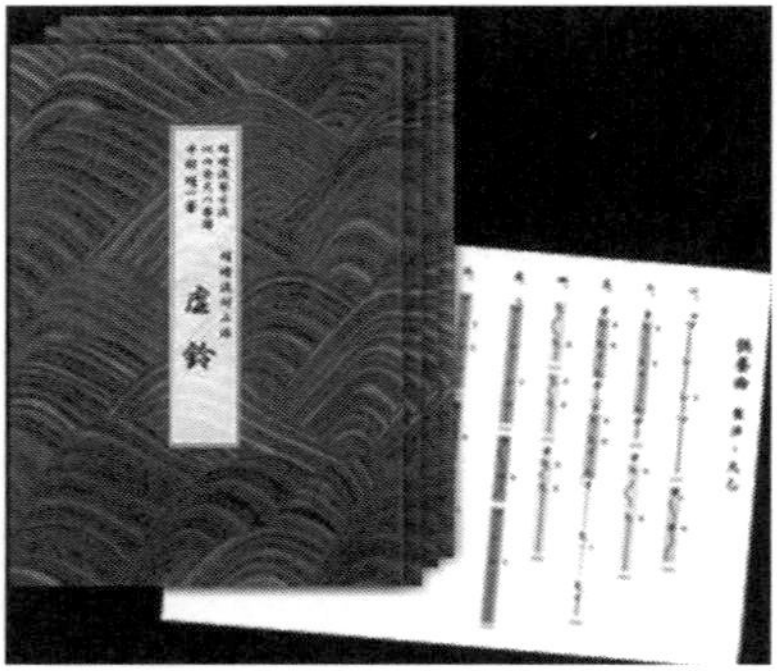

【中級楽譜】

根笹派錦風流	通里
根笹派錦風流	調
根笹派錦風流	下り波
明暗流対山派	三谷
明暗流対山派	巣鶴
博多一朝軒	鈴法
根笹派錦風流	門附
根笹派錦風流	鉢返
虚空山布袋軒伝	桜落
明暗真法流	黄昏
明暗真法流	楠氏子別之曲
明暗真法流	吟龍虚空
明暗真法流	行虚空

中村明一の個人レッスン 初心者の方でも一から学べます！

◆尺八コース(虚無僧曲から現代の音楽まで)
◆呼吸法コース
密息＝日本古来の呼吸法（腹圧呼吸法）
演劇・朗読・講演・語り・歌（伝統音楽からポピュラーまで）スポーツ：武道・舞踏・舞踊・ダンス・身体操作
循環呼吸法＝尺八・各種横笛・フルート・サックス・トランペット・ディジュリドゥ他管楽器
◆発声法コース
倍音を生かした日本の伝統的な発声方法―演劇・朗読・講演・歌（伝統音楽からポピュラーまで）・語りなどに
◆作曲コース（日本音楽からポピュラー、ロック、ジャズ、クラッシック、現代音楽まで）
◆即興演奏コース

【東京教室・事務所】
オフィス・サウンド・ポット
〒157-0062 東京都世田谷区南烏山1-6-3　Tel 03-5374-8373　Fax 03-3303-4866
E-mail soundpot3@gmail.com
URL http:// akikazu.jp/
（対面による通常レッスンの他 on-line レッスンもあります）

【福島教室】
会場：ライブハウス「オルピーグ」
住所：福島市置賜町８－２
※教室の問合せはすべて上記オフィス・サウンド・ポットまで

朝日カルチャーセンター
朝日 JTB・交流文化塾
新宿校　〒163-0204　新宿区西新宿2-6-1　新宿住友ビル10階
Tel 03-3344-1946
http://www.asahiculture.jp/shinjuku/

YouTube（演奏や理論解説の動画）

ホームページ
(コンサート情報やブログ、教室案内)

チャンネル登録お願いします！

facebook

Instagram

twitter

著者

中村明一（なかむら あきかず）

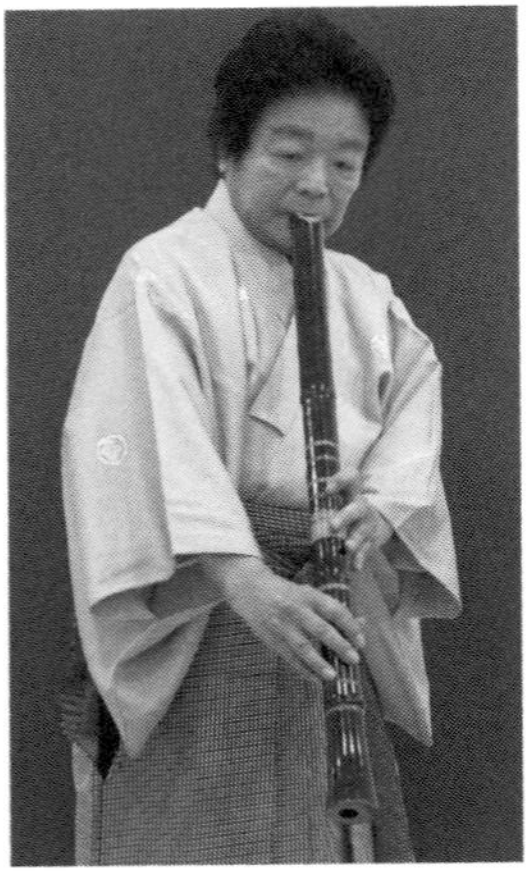

尺八演奏家。作曲家。

横浜国立大学工学部応用化学科卒業（量子化学専攻）。横山勝也師、多数の虚無僧尺八家に師事。米国バークリー音楽大学にて作曲とジャズ理論を学び、最優等賞で卒業。米国ニューイングランド音楽院大学院修士課程作曲家およびサード・ストリーム科で奨学生として学ぶ。

虚無僧に伝わる尺八音楽の採集・分析・演奏をライフワークとしつつ、ロック、ジャズ、クラシック、現代音楽、等に幅広く活躍。外務省・国際交流基金の派遣などにより、モントルージャズフェスティバル、クイーンエリザベスホール(ロンドン)、リンカーンセンター(ニューヨーク)、ブルーノート(ニューヨーク)、ケネディセンター(ワシントンＤＣ)、ベルリン・フィルハーモニーホール、ポーランド国立歌劇場など、世界30ヶ国余150都市以上で公演。世界40局余の放送局に出演。ＮＨＫ大河ドラマ「天地人」の音楽などの尺八演奏を担当。

そして倍音奏法、多重奏法、また自ら捜しあて極めた日本古来の呼吸法「密息」と、独自に開発した方法による循環呼吸(吹きながら同時に息を吸い、息継ぎなしに吹き続ける技術)を駆使した演奏法を確立。

作曲活動も活発に行い、ＮＨＫ、ドイツ国営放送、フランスのラヴェル弦楽四重奏団、フィンランドのジャン・シベリウス弦楽四重奏団、ドイツのムンク・トリオ、フランスのサン・フロラン・ル・ヴィエイユ・フェスティバル、カナダのマーギー・ギリス・ダンス・カンパニー、米国のミュージック・フロム・ジャパンなど、各方面より委嘱を受け、その作品は、管弦楽曲、合唱曲、弦楽四重奏曲、ピアノトリオ、ビッグバンドなど、多種多様。

ハーバード大学、バークリー音楽大学、モスクワ音楽院、バーミンガム大学、トビリシ音楽大学、ケネディーセンター、フィラデルフィア作曲協会、国際日本文化センター、東京大学など世界各国で「日本音楽の構造」、「倍音」、「密息」の講義を行う。

文部科学省の中学校学習指導要領解説音楽編成に携る。

ＣＤ「虚無僧尺八の世界」シリーズは文化庁芸術祭優秀賞を２回受賞。第19回松尾芸能賞、ほか作品にて第18回文化庁舞台芸術創作奨励賞など受賞多数。

自らの極めた呼吸法から日本文化を論じた著書「『密息』で身体が変わる」(新潮社)で年間売上第２位（2010年、新潮選書日本論部門)。2010年10月には『倍音』（春秋社）、2024年には『日本音楽の構造』（アルテスパブリッシング）、世界に向け『Breathing with Missoku』（O Books）を上梓。

東京学芸大学、洗足学園音楽大学大学院、山梨学院大学、桐朋学園芸術短期大学、順天堂大学、また朝日カルチャーセンターなどで講師として指導。日本現代音楽協会会員。

カバー写真：小熊 栄
装幀：梅村 昇史
本文デザイン：中島 啓子

日本人の呼吸術 深く・鋭く・美しく

2023 年 4 月 28 日　初版第 1 刷発行
2024 年 12 月 15 日　初版第 2 刷発行

著　　者　中村 明一
発 行 者　東口 敏郎
発 行 所　株式会社ＢＡＢジャパン
〒 151-0073 東京都渋谷区笹塚 1-30-11 ４・５F
TEL　03-3469-0135　　FAX　03-3469-0162
URL　http://www.bab.co.jp/
E-mail　shop@bab.co.jp
郵便振替 00140-7-116767
印刷・製本　中央精版印刷株式会社

ISBN978-4-8142-0536-3　C2075

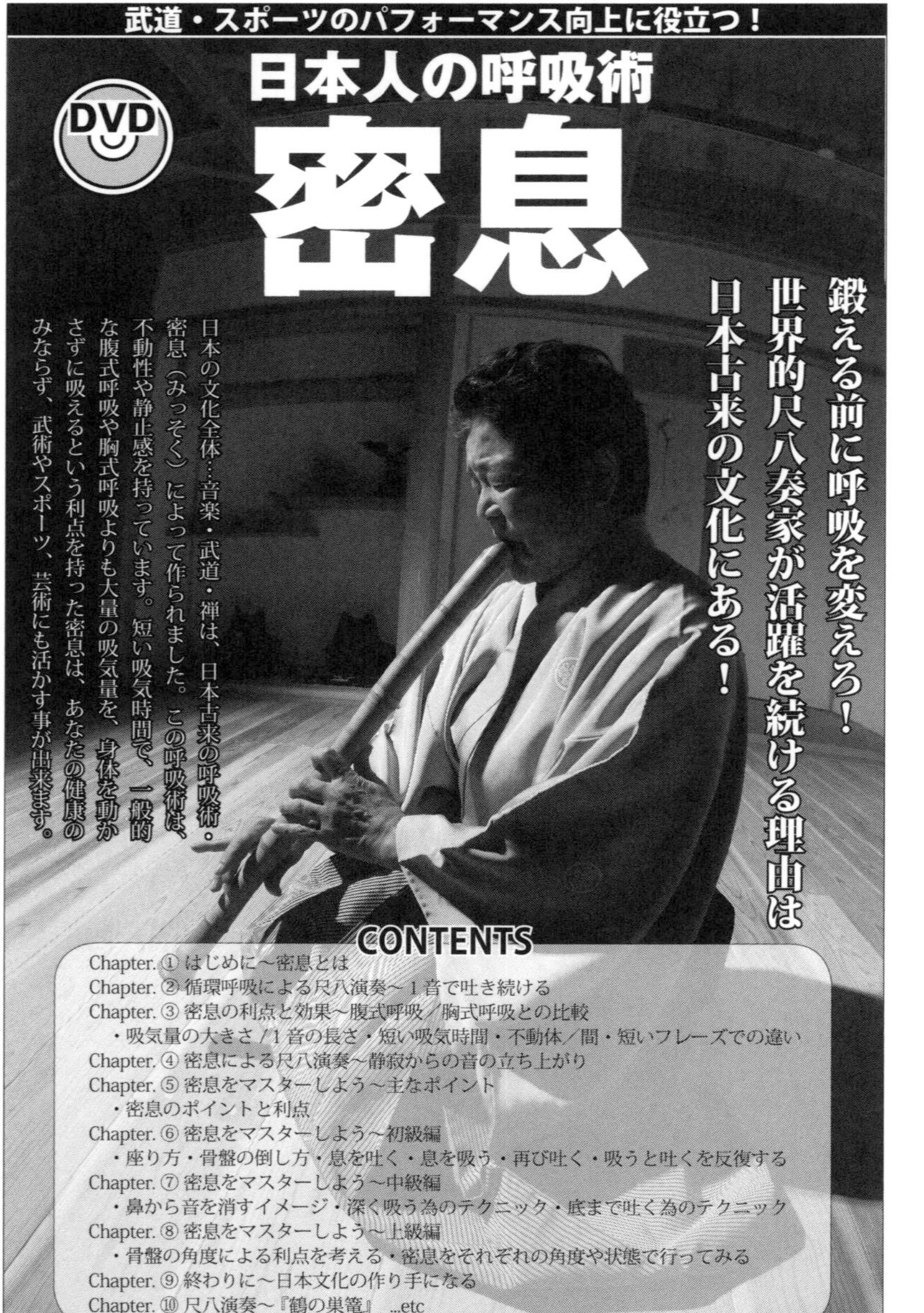
武道・スポーツのパフォーマンス向上に役立つ！
DVD
日本人の呼吸術
密息
鍛える前に呼吸を変えろ！
世界的尺八奏家が活躍を続ける理由は
日本古来の文化にある！
日本の文化全体…音楽・武道・禅は、日本古来の呼吸術・密息（みっそく）によって作られました。この呼吸術は、不動性や静止感を持っています。短い吸気時間で、一般的な腹式呼吸や胸式呼吸よりも大量の吸気量を、身体を動かさずに吸えるという利点を持った密息は、あなたの健康のみならず、武術やスポーツ、芸術にも活かす事が出来ます。
CONTENTS
Chapter. ① はじめに～密息とは
Chapter. ② 循環呼吸による尺八演奏～１音で吐き続ける
Chapter. ③ 密息の利点と効果～腹式呼吸／胸式呼吸との比較
・吸気量の大きさ／1 音の長さ・短い吸気時間・不動体／間・短いフレーズでの違い
Chapter. ④ 密息による尺八演奏～静寂からの音の立ち上がり
Chapter. ⑤ 密息をマスターしよう～主なポイント
・密息のポイントと利点
Chapter. ⑥ 密息をマスターしよう～初級編
・座り方・骨盤の倒し方・息を吐く・息を吸う・再び吐く・吸うと吐くを反復する
Chapter. ⑦ 密息をマスターしよう～中級編
・鼻から音を消すイメージ・深く吸う為のテクニック・底まで吐く為のテクニック
Chapter. ⑧ 密息をマスターしよう～上級編
・骨盤の角度による利点を考える・密息をそれぞれの角度や状態で行ってみる
Chapter. ⑨ 終わりに～日本文化の作り手になる
Chapter. ⑩ 尺八演奏～『鶴の巣篭』 ...etc
●指導・監修：中村明一　●84 分　●本体 :5,000 円

DVD Collection

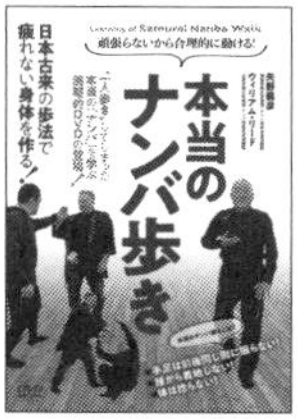

頑張らないから合理的に動ける!

DVD 本当のナンバ歩き

右手・右足、左手・左足を同時に出す歩き方が「ナンバ歩き」と認識されて久しい。しかしそれが、誤った認識であったのはご存知だろうか? これまで認識されていた「ナンバ歩き」のイメージを払拭し、両師範が本当の活用法を詳細に解説する。

●矢野龍彦、ウィリアム・リード　●81分　●本体5,000円+税

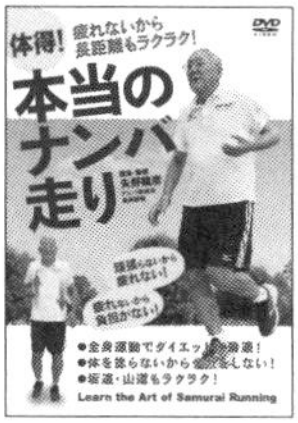

疲れないから長距離もラクラク!

DVD 体得! 本当のナンバ走り

日本古来の超効率的歩法「ナンバ歩き」を「走り」に発展させたのが、今回紹介する「ナンバ走り」だ。かつて忍者や飛脚が用いていたと考えられ、江戸時代の人々の驚異的な脚力の源と言われる日本古来の超効率的走法をナンバ術協会最高師範 矢野龍彦氏が徹底解説! 歩き、走りだけに留まらず、坂道・山道をラクラク登るコツも伝授!

●矢野龍彦　●55分　●本体5,000円+税

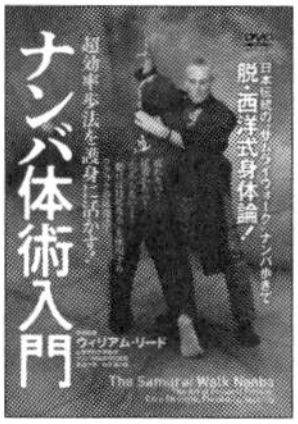

超効率歩法を護身に活かす!

DVD ナンバ体術入門

日本古来の超効率歩法「ナンバ歩き」の身体操作を応用することで、とんぼのように居着かず、素早い達人的な身体動作を可能にする。このDVDではナンバ術協会特別師範にして武道にも深く精通するウィリアム・リード師（合氣道八段）が、武道・武術だけではなく、日常生活を送る上での所作など、<ナンバで難場を脱する>ナンバ体術を詳細に解説。

●ウィリアム・リード　●77分　●本体5,000円+税

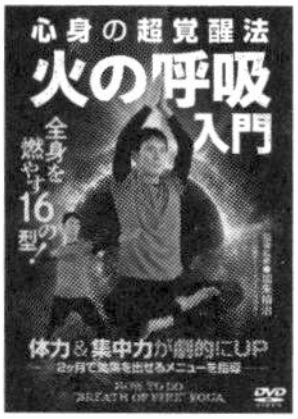

心身の超覚醒法　全身を燃やす16の型

DVD 火の呼吸入門

体力&集中力が劇的にUP! かつては著名格闘家が実践し、近年では人気アニメの影響で注目を集めた火の呼吸。このDVDでは火の呼吸のエクササイズを、合計4つのセットメニューで指導。初心者でも無理なく取り組むことができ、継続していけば、着実に体力と集中力をアップさせていけます。

●加来禎治　●55分　●本体5,000円+税

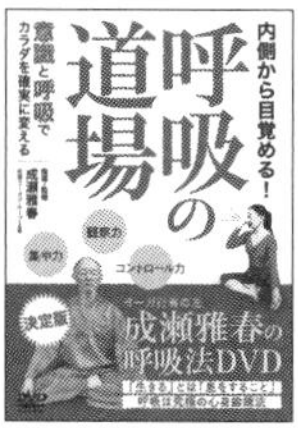

内側から目覚める!

DVD 呼吸の道場

成瀬先生を指導者に迎えて大ヒットアニメで注目を集めている「呼吸法」を ○呼吸の観察（観察力、集中力、コントロール力の基本訓練）○安楽呼吸法（コントロール力、意識力の訓練）○頭蓋光明浄化法（全身の浄化、瞬発的な対応力の訓練）○冷却呼吸法（体温のコントロール法）などともに、簡単ながらも本格的に学んでいきます。

●成瀬雅春　●55分　●本体5,000円+税

BOOK Collection

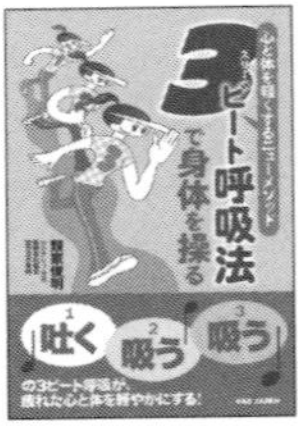

心と体を軽くするニューメソッド

3ビート呼吸法で身体を操る

人間の体、動作は2拍子が基本。しかし「イチニ、イチニ」はせわしなく、浅い。ところがこれを3拍子でやってみると、ゆとりとタメができて、自然になめらかに深くなる! 呼吸と健康と運動の、とてつもなく簡単で画期的な新メソッド誕生!! 簡単だから誰でも続く、オールマイティ・メソッド!

●類家俊明 著　●四六判　● 184 頁　●本体 1,400 円＋税

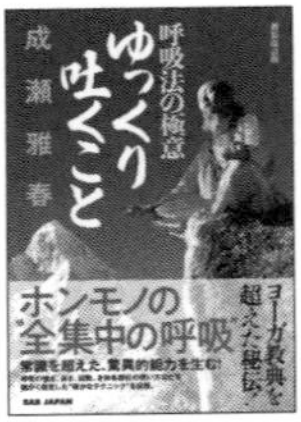

呼吸法の極意

ゆっくり吐くこと 新装改訂版

ホンモノの“全集中の呼吸”常識を超えた、驚異的能力を生む! ヨーガ教典を超えた秘伝! 呼吸の強さ、長さ、回数、身体各部位の使い方などを細かく指定した“確かなテクニック”を伝授。「生き(息)る力の増大」から「空中浮揚」まで、無限の可能性を引き出す!

●成瀬雅春 著　●四六判　● 280 頁　●本体 1,600 円＋税

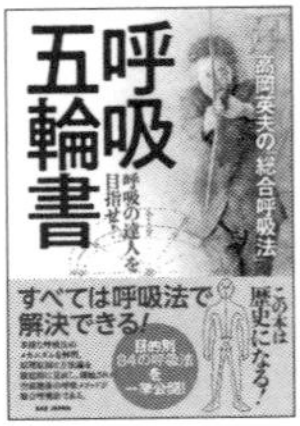

高岡英夫の「総合呼吸法」呼吸の達人を目指せ!

呼吸五輪書

多様な呼吸法のメカニズムを解明、原理原則と方法論を徹底的に見直し、創始された空前絶後のメソッドが総合呼吸法である。武術雑誌『月刊秘伝』人気連載、待望の書籍化! 呼吸法のみを 300 ページ超丸々一冊で語り尽くす、前代未聞の決定版 !! 呼吸法なら、この一冊でコンプリート!

●高岡英夫 著　● A5 判　● 336 頁　●本体 2,000 円＋税

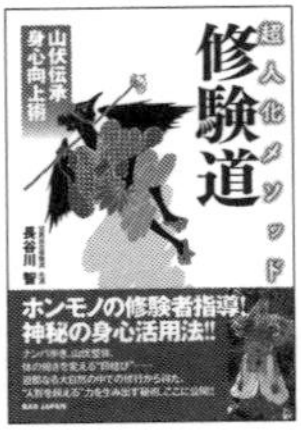

山伏伝承 身心向上術

超人化メソッド 修験道

ナンバ歩き、山伏整体、体の働きを変える“印結び”……「懺悔の印」を結ぶと力が強くなる!? 過酷なる大自然の中での修行から得た、“人智を超える”力を生み出す秘術、ここに公開!! 唯一無二、知られざる「体と心のメソッド」が今、明かされる!

●長谷川智 著　●四六判　● 208 頁　●本体 1,500 円＋税

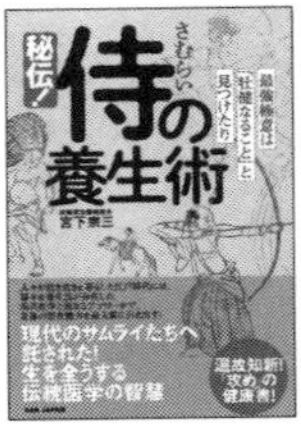

最強極意は「壮健なること」と見つけたり

秘伝!侍の養生術

日本文化が花開き、人々が活き活きと暮らした江戸時代では、心身の健康を増進するために、様々な養生法が研究され、伝えられてきた。現代医学と異なるアプローチで、身体の潜在能力を最大限に引き出す方法を紹介。剣豪・白井亨の弟子で医師の平野重誠が掲げた「五事」(体・息・食・眠・心)で構成。

●宮下宗三 著　●四六判　● 208 頁　●本体 1,500 円＋税